耳垢王者
專業性聽覺
― 聽者にやさしい関係レッスン ―

日本醫用耳器專用認證

由世界職業認證 × 68款專業耳其器，滿足聽障、便利、應用便用者滿意

日本外耳道樂專科護理博士｜江田征 / 著

林冠汝 / 譯

你的腸胃還好嗎？
腸道健康評估清單

☑ **Check 1** 為了避免攝取過多醣類而限制米飯的攝取，卻感到腹脹。

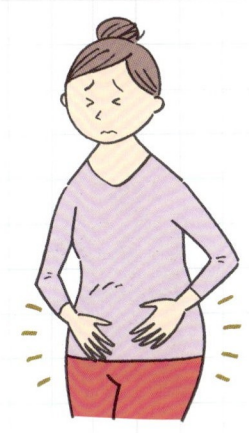

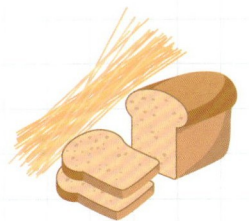

☑ **Check 2** 吃了麵包或義大利麵後會拉肚子或腹脹。

☑ **Check 3** 攝取牛奶或起司等乳製品後會肚子痛。

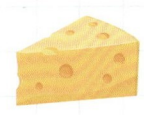
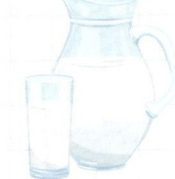

☑ **Check 4** 明明每天早上都吃優格，卻無法改善腹瀉或便秘。

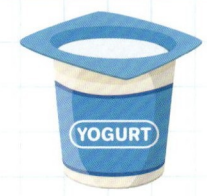

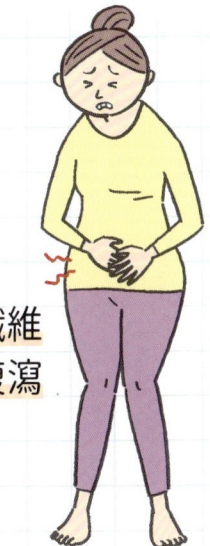

☑ **Check 5** 攝取牛蒡、豆類等富含膳食纖維的食物後，放屁次數增多、腹瀉或便秘變得更嚴重。

☑ **Check 6** 即使吃了納豆、泡菜等發酵食物,仍無法改善腸胃問題。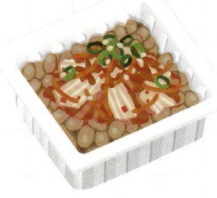

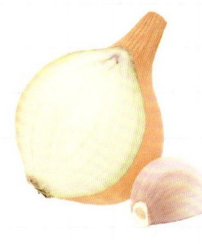 ☑ **Check 7** 吃了洋蔥或大蒜會引發腹瀉或腹痛。

☑ **Check 8** 吃了蕈菇類後會肚子痛。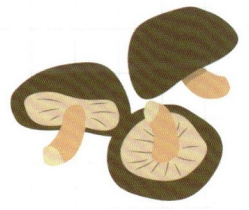

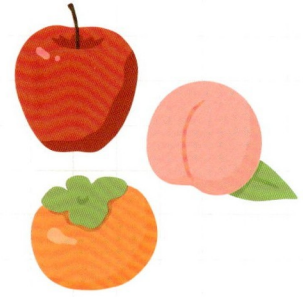 ☑ **Check 9** 吃了蘋果、桃子或柿子後,會感到腸胃不適。

☑ **Check 10** 吃含木糖醇的口香糖容易腹瀉。

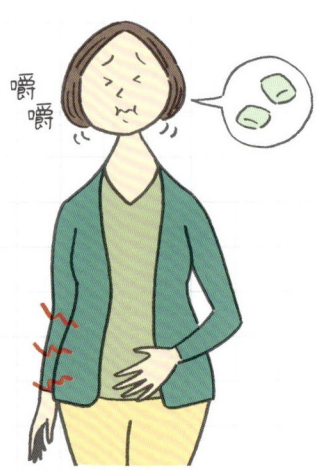

難以治癒、原因不明的腸胃問題,可能由「FODMAP」這種醣類引起。

如果你符合以上任何一種症狀,

建議嘗試「低腹敏飲食法」!

靠著「低腹敏飲食法」

腹瀉、腹痛 一年會多達30次
O·T女士（72歲·女性）

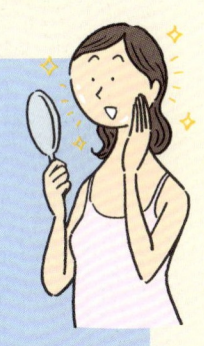

腹瀉次數大幅減少至每年最多1次！
不再受拉肚子困擾後，我也不害怕外出了。
原本偏高的血糖值也降低，
成功擺脫糖尿病前期的風險。

從小就有便秘問題
I·Y小姐（41歲·女性）

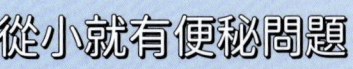

便秘完全解除，
每天早上都能排出理想的香蕉便！
頻繁的放屁與打嗝也完全停止。
腹部周圍變得清爽，皮膚狀況也變好！

被診斷出腸躁症，飽受腹瀉之苦
Y·E女士（70歲·女性）

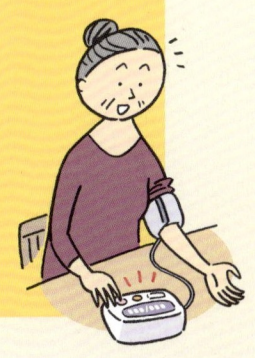

原本因為腹瀉而1天跑廁所5次以上，
這樣的狀況才半年就完全治好，
現在每天排便順暢！
原本數值相當高的血壓
也降到正常範圍並維持穩定。

大幅改善腹瀉、便秘、脹氣等腸胃問題，就連血壓、血糖也下降！
實踐者「滿意回饋」大公開！

肚子會痛到無法入睡
M・R女士（64歲・女性）

腸躁症所引起的腹瀉與脹氣完全消失！
原本嚴重的腹痛也明顯減輕，真的是得救了。

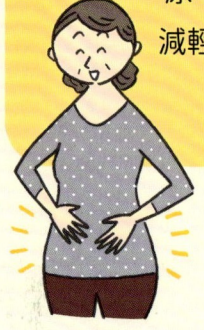

長期受到原因不明的腹脹困擾
F・Y女士（70歲・女性）

令人困擾的腹脹感，就像變魔術一樣消失了！
原本有點便秘，現在卻每天早上都能排出恰到好處的軟便。
原本凸出的腹部也變得平坦，輕鬆就能把褲子穿上。

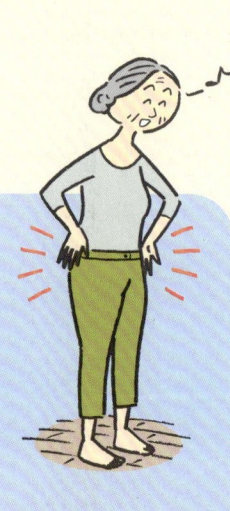

前言

腸胃狀況一直不太好⋯⋯

雖然一直都有在吃據說有益腸道的優格、納豆、蘋果和牛蒡，卻完全感受不到效果。反而覺得症狀愈來愈嚴重⋯⋯。

即使跑了許多醫院接受檢查，結果也總是「一切正常」。那麼，這些痛苦的症狀到底是什麼原因造成的呢？真的讓人焦慮到受不了⋯⋯

已經記不起來最後一次順暢排便是什麼時候了⋯⋯

許多人都有腹瀉、便秘、腹脹或腹痛等困擾，不管嘗試什麼方法都遲遲無法改善。光是腸胃的症狀就已經很不舒服了，卻還遭到醫師冷漠以對：「這是心理問題吧？」、「請掛身心科」等，感受到嚴重的焦慮與壓力，甚至還有不少人受到強烈的孤獨感折磨。

「腸躁症」的患者人數，近年來以年輕世代為中心急遽增加。這是一種雖然找不到具體原因，但便秘、腹瀉、腹痛等腸胃症狀卻持續存在的慢性疾病。**據說日本有超過一千七百萬人因腸躁症而困擾**，近百分之二十的國、高中生正承受著不明原因的腸胃問題。

腸道健康、腸胃狀況總是絕佳的人，或許會這麼想。

「只不過是腹瀉與便秘，沒什麼大不了的吧！」

但對於腸躁症的患者來說，這卻是非常嚴重的問題。**腸胃總是不舒服，也將導致生活品質（QOL）嚴重降低。**

「不知道什麼時候會拉肚子，無法隨心所欲外出。」

「每到一個新的地方就要先確認廁所位置，不管去哪裡都無法打從心底享受。」

「害怕因為找不到廁所而出糗，乾脆放棄旅行。」

「肚子脹脹的很不舒服，無法專注在工作或學習。」

「如果在上班或上學的途中突然有便意該怎麼辦呢？」

這只是其中的一小部分。他們人生的樂趣可說是被腸胃困擾剝奪了也不為過。其中甚至有人因為無論做什麼都無法改善腸胃困擾，乾脆放棄治療。

但是……**請千萬不要放棄！**

這種腸胃不舒服的狀況絕對能夠治好。

近年來發現，像腸躁症這種不明原因的腸胃問題，其實與「**SIBO（小腸菌叢過度增生）**」有關。

SIBO指的是小腸內的腸道菌叢過度增生並失控的病理狀態。原本應該存在於大腸的細菌進入小腸，以未被完全吸收的醣類為食增生，並在小腸內產生大量氣

8

體。但小腸結構無法承受這些氣體，所以會引發腹瀉、便秘等腹部不適，甚至對全身都帶來各種不良影響。

SIBO的症狀與腸躁症非常相似，也有論文指出[※]，**「過去被認為是腸躁症的患者經過調查，有84％其實是SIBO」**。此外，SIBO患者若食用優格等調整腸道的食物，反而將導致腹部症狀惡化。

至於改善SIBO的有效方法就是**「低腹敏（FODMAP）飲食」**。

FODMAP指的是四種不易被小腸吸收、且具有發酵性的醣類，分別是「寡糖」、「雙醣」、「單醣」和「多元醇」。當腸躁症與SIBO患者攝取這些醣類時，會使小腸內過度增生的腸道菌叢更加活躍，導致症狀變得更嚴重。

這代表飽受不明原因腸胃不適困擾的人，可透過攝取不含FODMAP的低FODMAP食物來改善症狀。而且只要持續進行低腹敏飲食的三個步驟，就能找出適合自己身體的醣類（食物），進而展開**專屬於自己的個人化「腸活運動」**（譯註：

※ Lin, H. C.(2004). Small intestinal bacterial overgrowth: a framework for understanding irritable bowel syndrome. JAMA,292(7), 852-858

腸活運動發源自日本，是指透過維護與改善腸道健康來調整全身狀態的行動）。

我行醫三十多年，至今診治過約八萬名有腸道問題的患者。而我也透過臨床經驗，親眼見證許多患者因低腹敏飲食法而獲得拯救。

這本書為了回應患者「希望有專門食譜書」的需求而編寫，是一本劃時代的低腹敏飲食法食譜書。

含有FODMAP的「高FODMAP食物」如小麥、大蒜、洋蔥等，在我們的日常生活中幾乎隨處可見。設計每日菜單時要避開這些食物並不容易。因此只採用低腹敏食物製作料理的食譜書就帶來極大幫助。

這次邀請了料理研究家兼管理營養師金丸繪里加老師監修食譜。除了豐富的餐點內容之外，還一併介紹了**甜點和飲料的食譜**。美味程度不用說，各位想必能夠在改善腸胃問題的同時，也期待每天的用餐時光。

10

腸道擁有許多功能，也是與大腦及心臟等有關的重要臟器。如果能夠靠著低腹敏飲食法改善腸道不適，想必也能期待各種健康效果。

希望本書能夠多少拯救那些一直以來受腸道問題所苦，被剝奪人生樂趣的患者。

醫學博士・江田診所院長　江田 証

目錄

你的腸胃還好嗎？
腸道健康評估清單 ... 2

靠著「低腹敏飲食法」
大幅改善腹瀉、便秘、脹氣等腸胃問題！
就連血壓、血糖也下降！實踐者「滿意回饋」大公開！ ... 4

前言 ... 6

Part 1 健康的秘訣在於「腸道」

腸道的功能不只「消化・吸收」！
保護身體不受病毒攻擊，並連結到全身臟器 ... 20

維持「好菌2：壞菌1：伺機性菌7」的
腸內細菌平衡很重要！ ... 22

為了健康長壽，請養成「傾腸」的習慣！ ... 24

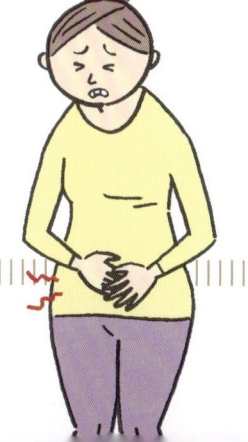

Part 2 從根本改善腸胃的「低腹敏飲食法」

原因不明的腹瀉、便秘，可能是細菌在小腸大量增生的「SIBO」造成 26

SIBO不只會造成腸胃不適，也會導致各種身體不適 28

只要增加備受矚目的好菌「酪酸菌」，就能調整腸道環境，變得更健康！ 30

腸道變健康！提升免疫力！
增加「酪酸菌」的食譜 32

新事實！SIBO或腸躁症患者
攝取整腸食品反而會使腸胃功能惡化 34

被稱為「FODMAP」的四種發酵性醣類 36

有效改善SIBO與腸躁症的「低腹敏飲食法」是什麼？ 38

挑戰期執行方式解說！
找出不適合自己身體的NG醣類 40

Part 3 簡單又美味！「可輕鬆實踐的食譜」

食譜監修・解說・營養計算・金丸繪里加（營養管理師）

可以自由搭配喜愛的菜色，愉快地持續下去！

低腹敏飲食法「排除期」的執行方式 ……44

食譜單元的使用指南 ……47

主菜食譜

- 東坡肉風味燉煮豬肉捲 ……48
- 高麗菜燒賣 ……50
- 微波豬肉茄子捲 ……51
- 葡萄牙風蒸煮海瓜子豬肉片 ……52
- 醬燒奶油炒牛肉花椰菜 ……53
- 味噌拌萵苣涮牛肉 ……54
- 口水雞 ……56
- 雞柳南蠻漬 ……57
- 鹽味馬鈴薯燉雞肉高麗菜 ……58
- 和風豆腐雞塊 ……59
- 酥炸竹筴魚佐番茄芡汁 ……60

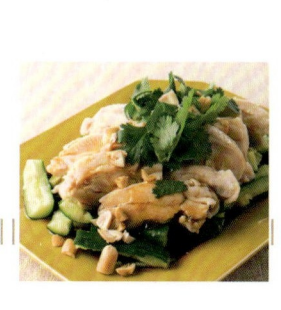
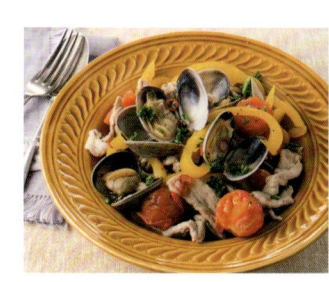

- 沙丁魚紫蘇捲 …… 62
- 蘿蔔泥燉煮鰤魚 …… 63
- 芝麻味噌煮鯛魚 …… 64
- 芥末起司燉鮭魚 …… 65
- 南洋風檸檬鯖魚湯 …… 66
- 烤起司豆腐 …… 67
- 用蛋製成的越式煎餅 …… 68
- 鱈魚子煮豆腐萵苣 …… 70
- 薑燒豬肉豆腐捲 …… 71

副菜&湯品食譜

- 白芝麻涼拌番茄 …… 72
- 經典馬鈴薯沙拉 …… 73
- 日式吻仔魚炒馬鈴薯胡蘿蔔絲 …… 74
- 芝麻醋拌青椒馬鈴薯絲 …… 75
- 微波培根小松菜 …… 75
- 泰式涼拌豆芽菜 …… 76
- 海藻醋拌豆芽菜冬粉沙拉 …… 76

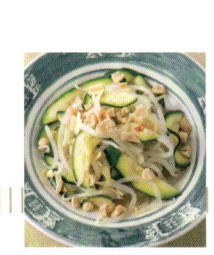
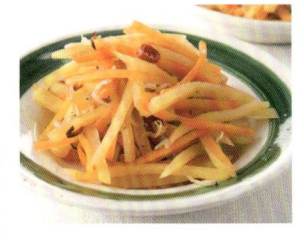
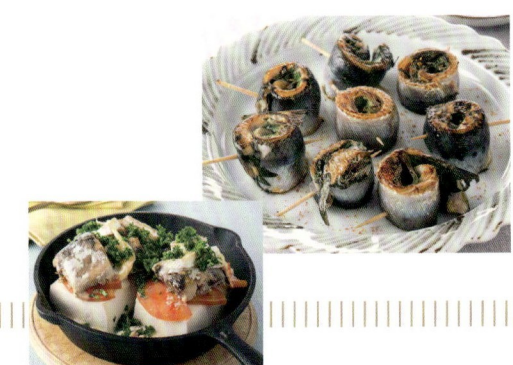

- 香料南瓜……77
- 法式番茄涼拌胡蘿蔔絲……78
- 洋風豆腐涼拌黃瓜胡蘿蔔絲……79
- 醬油漬小黃瓜、白蘿蔔與卡門貝爾起司……79
- 和風漬雙茄……80
- 柴魚涼拌番茄豆腐海帶芽……80
- 洋風涼拌白菜……81
- 罐頭牛肉炒菠菜小番茄……82
- 萵苣吻仔魚沙拉……83
- 花椰菜蓮藕明太子美乃滋沙拉……83
- 韓式涼拌菠菜、櫻花蝦、豆芽菜與羊栖菜……84
- 滑蛋海帶燴花椰菜……85
- 馬鈴薯四季豆味噌湯……86
- 咖哩高麗菜花椰菜湯……87
- 番茄蛋花湯……88
- 白菜豆芽酸辣湯……89
- 黃豆芽海瓜子南洋風味湯……90
- 茄汁蔬菜湯……91

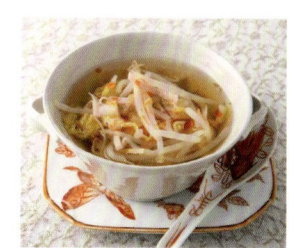
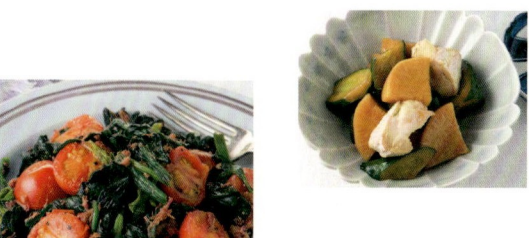

主餐食譜

- 西班牙風冷湯 … 92
- 蕪菁濃湯 … 93
- 萵苣鮭魚炒飯 … 94
- 蕪菁炊飯 … 96
- 泰式油雞飯 … 97
- 菠菜牛肉飯捲 … 98
- 咖哩蕎麥麵 … 100
- 蕎麥粉法式薄餅 … 101
- 豆腐親子麵 … 102
- 簡單滷肉飯 … 104
- 鮮蝦雞柳越式春捲 … 105
- 乾拌米粉 … 106
- 海瓜子牛肉河粉 … 107
- 燕麥披薩 … 108
- 燕麥麵包的漢堡 … 110
- 隔夜燕麥粥 … 111

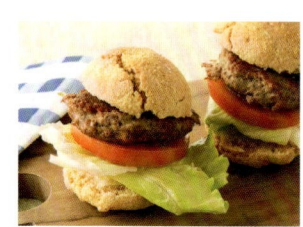
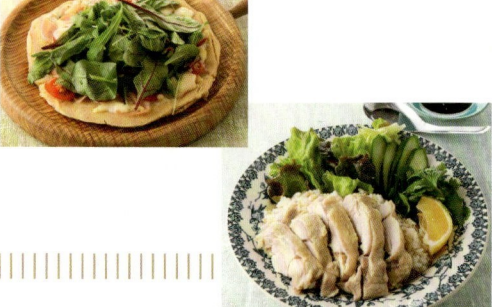
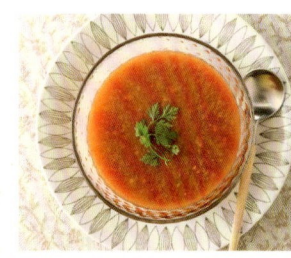

甜點&飲料食譜

- 薑汁糖漿／薑汁檸檬茶 …… 112
- 煎香蕉 …… 113
- 可可風味豆渣甜甜圈 …… 114
- 杏仁奶酪佐草莓醬 …… 115
- 芝麻糊湯圓 …… 116
- 小松菜香蕉果昔 …… 117
- 可可杏仁奶 …… 118

低腹敏飲食法 實踐前&實踐中的注意事項 …… 119

結語 …… 120

調整食譜也很實用！
低腹敏飲食法 OK&NG 食物清單 …… 124

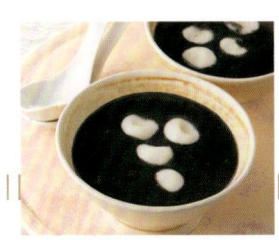
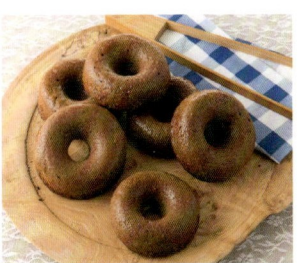

Part 1

健康的秘訣在於「腸道」

腸道的功能不只在於「消化」食物及「吸收」營養。腸道也扮演著免疫中樞的角色，連結到全身臟器，支撐著我們的健康。在此將介紹腸道的基本結構與多樣化的功能，以及在現代人身上常見的腸道疾病「SIBO」。

① 腸道的結構與功能

腸道的功能不只「消化・吸收」！
保護身體不受病毒攻擊，並連結到全身臟器

首先來介紹腸道的整體結構，以及腸道在人體中所扮演的角色。

腸道大致分為小腸與大腸。

小腸又可分為十二指腸、空腸和迴腸。負責分解胃部消化的食物，並吸收養分及水分。空腸及迴腸的內壁覆蓋著環形皺褶，而這些皺褶的表面則是稱為絨毛的突起。這些突起使小腸表面積的大小相當於一座網球場，能夠有效率地吸收營養素。

大腸則分為盲腸、結腸和直腸。主要功能是處理小腸未能消化完全的消化物。在腸道細菌的作用下，大腸吸收消化物的水分與礦物質，並將最後剩餘的廢物（糞便）從肛門排出體外。

由此可知，**腸道不僅負責食物的消化與吸收、幫助身體獲取營養**，更在維持生命運作中扮演著關鍵角色。

腸道的作用不只如此。在人體所具備的「免疫系統」中，腸道也肩負重要任務。免疫是指當病毒等病原體入侵體內時，能夠辨識出這些異物，並發動攻擊將其排除的機制。這項機制主要由白血球等免疫細胞負責，**雖然免疫細胞遍佈全身，但有百分之七十竟然都集中在腸道，因此腸道可說是免疫中樞也不為過。**

近年的研究也發現，**腸道與全身器官連動，甚至與距離腸道最遠的大腦都有關聯。**

（腸道結構與功能）

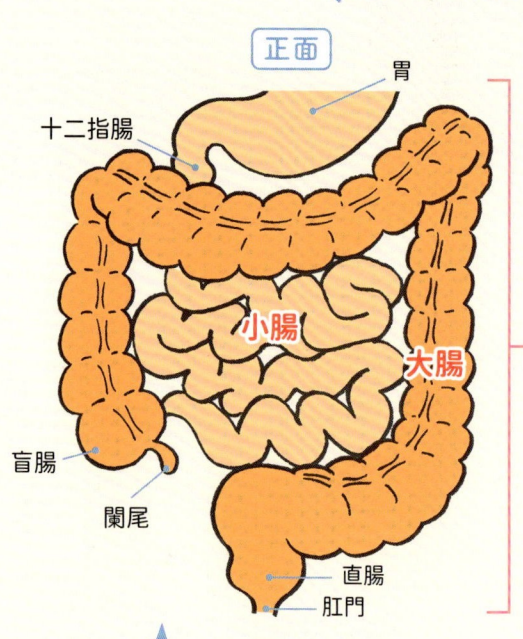

正面
胃
十二指腸
小腸
大腸
盲腸
闌尾
直腸
肛門

70%的免疫細胞集中在腸道（腸道免疫系統）

大腦（透過腸腦軸的網絡交換訊息，彼此的狀態相互影響）
心臟（透過自律神經的運作，調整心跳數與血流，同時影響腸道內的血液循環）
肺（透過呼吸調節自律神經系統，橫膈膜的運動也有助於腸道蠕動）
肝（負責製造膽汁，並暫時儲存小腸吸收的營養素）
胃（將食物與胃酸混合，使其成為粥狀，同時控制小腸內的掃蕩排空運動）
脾臟（管理體內的免疫系統）
腎臟（腸道內也存在保護腎臟的細菌）
腎上腺（當腸道發炎時，分泌皮質醇以緩解發炎）
膽囊（分泌膽汁中和胃酸、幫助消化）

腸道與許多臟器合作，維持體內機能的平衡！

腸道的作用不只「消化」與「吸收」！

Part 1 健康的秘訣在於「腸道」

腸道內擁有超過一億個神經細胞，並形成網狀結構的腸神經系統。腸神經系統透過迷走神經（廣泛分布於大腦到胸腔、腹腔內的神經）與大腦相連，主要負責刺激腸道運作，與副交感神經系統的功能類似。

換句話說，腸道與大腦之間進行著雙向的訊息交換（腸腦軸），腸內的狀態作為訊息傳遞到大腦，影響遍及身體的各個部位。

腸道與臟器的連結廣泛，遍及胃、膽囊、胰臟、肝臟等，就連心臟也是。如果腸道出問題，這項警訊就會透過神經系統傳遞，進而調整心跳頻率並控制血流。

由此可知，腸道除了消化、吸收食物之外，也擔任免疫系統的中樞，透過與各個器官的合作，致力於維持體內機能的平衡，是具備多樣化功能的重要器官。

21

②什麼是腸道細菌？

維持「好菌2：壞菌1：伺機性菌7」的腸內細菌平衡很重要！

如同前一節的說明，腸道具有各種重要功能，與全身的臟器密切相關。所以平常就必須有意識地將腸道維持在良好狀態，換句話說就是要懂得調整腸道環境。

腸道環境主要受到**腸道細菌**的影響。據說約有超過一千種，共一百兆隻腸道細菌棲息在我們的腸道。腸道細菌的總重量多達一‧五公斤，密密麻麻地附著在腸道內壁的黏膜上，看起來就像花園一樣，因此又被稱為腸道花園（腸道菌叢）。

腸道細菌可分為好菌、壞菌和伺機性菌這三類。

好菌，顧名思義，就是對身體有益的細菌，而代表性的例子就是酪酸菌（30頁）、比菲德氏菌與乳酸菌等。好菌有助於腸道的消化吸收、增強免疫功能，對於改善便秘也有幫助。

壞菌，則是對身體有害的細菌，會引起便秘或腹瀉，並產生有害毒素。常見的壞菌包括大腸桿菌、葡萄球菌、產氣莢膜桿菌等。

至於伺機性菌，它是腸道內數量最多的細菌群，具有隨環境變化選邊站的特性，會根據好菌或壞菌的優勢勢力選擇加入其中。

當好菌多於壞菌時，腸道健康就不會出問題，然而一旦壞菌的勢力比好菌更加龐大，伺機性菌就會成為壞菌的夥

22

（腸道細菌大致分成3類）

好菌	伺機性菌	壞菌
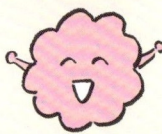		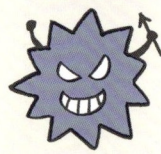
對人體有益的細菌。有助於消化吸收、改善便秘及增強免疫力。	數量最多的腸道細菌。會在好菌與壞菌中，選擇加入數量較多的一方。	對人體有害的細菌。將引起便秘或腹瀉，產生有害毒素。

| 20% | 70% | 10% |

這就是理想的比例！

當腸道細菌的比例失衡、壞菌增加時，伺機性菌就會加入壞菌，帶來各種全身不適。

理想的腸道細菌比例被認為是「好菌2：壞菌1：伺機性菌7」。我們如果想要健康長壽，維持這樣的腸道細菌比例就非常重要。

附帶一提，造成壞菌增加的原因包括以肉類為主的偏食、飲酒過量、缺乏運動與壓力等。如果發現自己有其中任何一種情況，請立刻重新檢討自己的飲食與生活習慣。

此外，近年來的研究也發現，六十歲以後體內的好菌會逐漸減少，壞菌則會增多。至今仍不清楚為什麼會發生這樣的變化，但請將「六十歲後腸道環境容易發生變化」這點記在腦海裡。

❸ 從腸道就能判斷全身的健康狀態！「傾腸」的建議

為了健康長壽，請養成「傾腸」的習慣！

若能在平時就努力調整腸道環境，就能有助於健康、延緩壽命。

但就算持續進行這樣的努力，也不知道該如何確定自己的腸道環境是否良好。

這時請各位務必養成一個習慣——**那就是仔細傾聽來自腸道的聲音（察覺腸道不適的訊號），這個習慣稱為「傾腸」**。

腸道功能相當多樣，並與全身臟器連結，我們必需藉由解讀腸道發出的不適訊號，發現平常幾乎察覺不到的身體異常，甚至學會以自己的方式因應這樣的狀況。

腸道發出的典型訊號就是腹瀉與便秘。原因除了腸道內的細菌失衡（如偏食或飲酒過量）之外，還有感染、過敏及壓力。

而反過來想，如果出現腹瀉或便秘的症狀，就能從諸多原因當中，推測出哪一項（或是哪幾項）符合自己的狀況。例如最近吃了不適合自己身體的食物、喝了太多酒等——透過找出原因擬定今後的對策。

話說回來，雖然健康的人也偶爾會腹瀉或便秘，但如果症狀持續超過一個月，請到醫院接受檢查。

除了腹瀉與便秘之外，腸道還會發出各種訊號，例如「放屁次數增加，而且氣味變臭」、「頻繁打嗝與火燒心」、「腹部脹痛」、「皮膚變得暗沉」等。這些訊號背

24

（腸道發出的不適訊號）

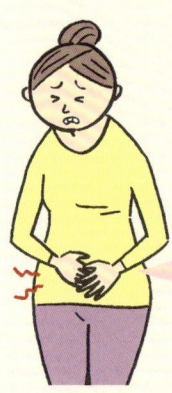

- ☐ **腹瀉・便秘**
  飲食不規律、壓力或疾病等，身心失調時容易出現。
- ☐ **放屁增加**
  當腸內壞菌變得活躍時，氣體就會增加，屁也會變臭。
- ☐ **脹氣（腹脹感）**
  原因來自壞菌增加所產生的大量氣體。
- ☐ **腹痛**
  經常伴隨腹瀉或便秘等症狀，其成因會根據疼痛程度與位置而有所不同。
- ☐ **肚子咕嚕咕嚕叫**
  腸道劇烈蠕動發出的聲音。如果飯後聲音特別大就必須注意。
- ☐ **體重急遽增減**
  腸道環境失調導致消化、吸收無法順利運作的狀態。
- ☐ **打嗝・火燒心**
  因產生的氣體過多對胃部造成壓力，導致胃液等逆流到食道。
- ☐ **皮膚暗沉**
  壞菌製造的有害物質也會對肌膚造成不良影響。

✔ **必須確認大便狀態！**
大便的形狀與顏色是推測腸道環境狀態的指標。

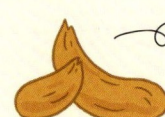

理想的大便
呈黃褐色，表面光滑的香蕉便。

後往往隱藏著某種原因。

此外，**觀察排便情況也是傾腸中的重要的一環**。

除了是否定期排便之外，也能透過觀察大便的顏色與形狀，確認平常看不見的腸道狀態。

理想的大便應該是表面光滑，形狀如香蕉，顏色呈黃褐色。如果能夠定期排出這種大便，就代表腸道細菌比例均衡，腸道消化、吸收的功能也正常運作。

需要注意的是排出灰白色大便、紅色大理石紋大便與黑色瀝青狀大便的情況。因爲排出這些大便代表身體可能潛藏著意想不到的重大疾病，請立刻就醫諮詢。

④ 總是反覆的腹瀉、便秘，原因可能是SIBO

原因不明的腹瀉、便秘，可能是細菌在小腸大量增生的「SIBO」造成

腹瀉、便秘、腹痛、腹脹等腹部不適持續數個月以上，即使就醫檢查也「沒有異常」，像這種原因不明的症狀日益增多。

這種情況稱為「腸躁症」。患者以國、高中等年輕族群為主逐漸增加，據說日本的患者人數超過一千七百萬人。

腸躁症的成因錯綜複雜，因此治療方式通常以飲食調整、運動療法及藥物緩解為主。然而，許多患者的改善效果有限，甚至有人無論嘗試何種治療都難以見效，最終被醫師認定「可能與心理因素有關」、「建議就診身心科」，反而加重了焦慮與心理壓力。

不過，近年來發現，**腸躁症的各種症狀與「SIBO**

（小腸菌叢過度增生）」這種疾病有關。

SIBO是指小腸內的腸道細菌異常增生、並失控的病理狀態。絕大多數的腸道細菌棲息在大腸。雖然也有部分棲息在小腸，但相較於大腸的腸道細菌約有一百兆隻，小腸只有約一萬隻。這是指比例正常的情況，倘若罹患SIBO，小腸內的腸道細菌將暴增到十萬隻以上。

SIBO由小腸蠕動（將消化物送往大腸的運動）功能減弱，以及小腸出口「迴盲瓣」鬆弛所引起。這使得**原本應棲息於大腸的細菌進入小腸，並以未能完全吸收的醣類為養分增生，產生大量氣體。**

小腸原本就不是能夠承受氣體的結構，因此這些氣體會

26

（什麼是SIBO〈小腸菌叢過度增生〉？）

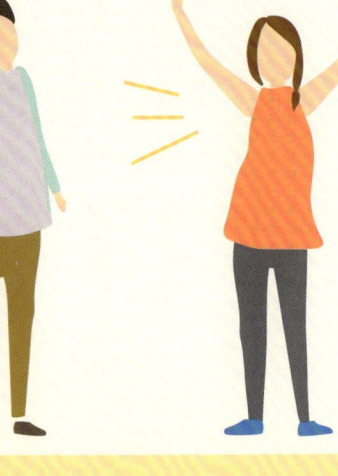

SIBO患者
原本棲息於大腸的腸道細菌侵入小腸，
增加到10萬隻以上！

健康的人
小腸內的腸道細菌
約1萬隻

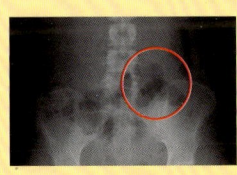
（照片提供：江田証）

產生大量氣體！
小腸的結構原本就無法承受氣體，因此將導致腸黏膜受傷、發炎，進而引發各種不適。

對小腸黏膜造成負擔，造成發炎，甚至引起腹瀉與便秘等各種健康問題。

SIBO的症狀與腸躁症非常相似，也有論文指出，「過去被認為是腸躁症的患者經過調查，有百分之八十四其實是SIBO」。此外也有SIBO經過適當治療，就連腸躁症也痊癒的案例。

因此被診斷為腸躁症的患者不用說，就連長期飽受腹瀉、便秘、腹脹或不適之苦的人，也應考慮SIBO的可能性。

而重新檢視飲食生活有助於改善SIBO，這也是本書的主題「低腹敏（FODMAP）飲食法」。關於低腹敏飲食法的詳細說明請參考第二篇。

※SIBO＝「Small Intestinal Bacterial Overgrowth」由英文字首組合而成的縮寫

⑤ 引發各種健康問題的SIBO

SIBO不只會造成腸胃不適，也會導致各種身體不適

SIBO的代表性症狀包括腹瀉、便秘、腹痛、肚子咕嚕作響（腹鳴）、飯後腹脹（脹氣）、打嗝、火燒心及胃酸逆流（胃食道逆流症）。而就和腸躁症一樣，即使接受內視鏡或電腦斷層檢查也無法發現異常。

此外，由於小腸功能受到損害，消化、吸收的功能也將無法順利運作。而腸道細菌產生的氣體和有害物質等，甚至可能導致下列意想不到的健康問題──

① 缺乏維生素造成的各種症狀
② 腸漏症
③ 憂鬱症狀
④ 過敏症狀
⑤ 肌膚問題
⑥ 不寧腿症候群
⑦ 經痛與經前症候群（PMS）
⑧ 記憶力下降

若上述這些症狀伴隨著原因不明、長期持續的腹瀉與便秘等一起出現，背後的原因就可能是SIBO。反過來說，**若能適當地治療SIBO，症狀也能夠獲得改善**。

附帶一提，SIBO的成因不只是年齡增長造成的腸道功能退化或迴盲瓣鬆弛，也可能在壓力、攝取過多的碳水化合物、過度服用抗生素、免疫力下降、感染的影響等許許多多複雜因素的交互作用下發病。

（SIBO的症狀與SIBO造成的健康問題）

SIBO的代表症狀

- 腹瀉　●便秘　●腹痛　●打嗝　●火燒心　●胃酸逆流
- 肚子咕嚕作響　●飯後腹脹

SIBO引發的各種不適

①缺乏維生素造成的各種症狀

腸內細菌妨礙膽汁的作用，導致脂質難以吸收，進而阻礙脂溶性（不易溶於水，易溶於油）維生素A、D、E的吸收。這將引起視力變差、免疫力降低、骨質疏鬆、罹癌風險上升，以及荷爾蒙問題等。

②腸漏症

當腸黏膜細胞之間出現縫隙，就可能引發所謂的「腸漏」。這種狀態下，腸道細菌所產生的毒素等有害物質會滲漏進入血管，導致大量異物入侵體內。當免疫系統過度反應，不僅會對抗這些異物，正常的組織與細胞也可能一併受到攻擊，進而引發膠原病、類風濕性關節炎等自體免疫疾病，甚至增加感染風險。

③憂鬱症狀

憂鬱症由神經傳導物質血清素的不足所引起，而大部分血清素由小腸製造。當小腸發生SIBO之類的問題時，血清素的合成也會遭到妨礙，進而引發憂鬱症狀。

④過敏症狀

因腸漏症而侵入血液的有害物質，隨著血液循環遍布全身。免疫系統將這些物質判斷為異物，並製造抗體（免疫球蛋白）發動攻擊，這些攻擊可能會引起全身的過敏症狀。

⑤肌膚問題

增生的腸道細菌將奪取身體所需的營養素（如鋅和鎂等），導致皮膚乾燥、青春痘與濕疹等肌膚問題。即使透過飲食或營養補充品等補足這些營養素，若不改善根本原因SIBO，皮膚狀況也不會好轉。

⑥不寧腿症候群

這是一種躺下時會感到腿部不適、疼痛或搔癢等的疾病，據說也與鎂的缺乏有關。增生的腸道細菌會奪取體內的鎂，也可能使人陷入慢性缺鎂的狀態。

⑦經痛與經前症候群（PMS）

缺鎂也可能加重女性的經痛。經前症候群（PMS：從經期前3～10天開始的焦慮、情緒不穩、乳房脹痛、水腫、體重增加等症狀）也可能變得嚴重。

⑧記憶力下降

腸道細菌過度增生容易出現「腦霧」症狀，尤其在下午更容易陷入反應變慢、覺得大腦好像蒙上一層霧等記憶力下降與認知功能衰退的狀態。

⑥ 備受矚目的腸道細菌「酪酸菌」！

只要增加備受矚目的好菌「酪酸菌」，就能調整腸道環境，變得更健康！

接下來，在說明有助於改善SIBO的低腹敏（FODMAP）飲食法之前，想要先介紹一種重要的好菌給大家。

說到棲息於腸道內的好菌，最具代表性的就是比菲德氏菌與乳酸菌了，**而近年來最受矚目的則是「酪酸菌」**。這種菌能夠使吃進去的水溶性膳食纖維發酵並分解，進而產生「酪酸」。酪酸是一種短鏈脂肪酸，能夠促進代謝、免疫系統以及心理健康。

現在已經知道，酪酸菌製造出的酪酸，幾乎能直接成為大腸黏膜上皮細胞的能量來源。**這代表酪酸菌對於維持大腸的正常運作非常重要。**

近年也發現，酪酸有助於維持體內腸道菌叢（22頁）的健康狀態。

腸道細菌分成需要氧氣的類型與不需要氧氣的類型。舉例來說，壞菌中的大腸桿菌與葡萄球菌需要氧氣，好菌中的比菲德氏菌則不需要氧氣。因此，當氧氣存在於大腸時，壞菌就會利用氧氣而變得更加活躍。就這點來看，酪酸能夠促進大腸黏膜上皮細胞的代謝並消耗氧氣，創造出好菌容易活動的環境。**這有助於維持腸道菌叢的健康，進而調整腸道環境。**

此外，酪酸值得期待的健康效果還有「提升免疫力」、「抑制自體免疫疾病與過敏反應」、「抑制糖尿病」、

30

（超級好菌！增加「酪酸菌」的食物）

● 蔬菜類
菠菜、花椰菜、秋葵、青椒、南瓜、番茄、白蘿蔔、胡蘿蔔、蓮藕、山藥、牛蒡、蕈菇　等

● 海藻類
海帶芽、羊栖菜、海苔、昆布　等

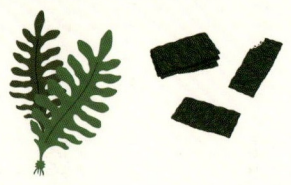

● 水果
香蕉、蘋果、酪梨、李子　等

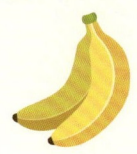  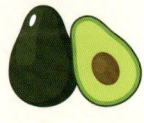

● 穀類
糙米、白米、珍珠大麥、黑麥　等

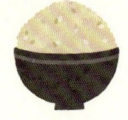 

※ 畫有紅色底線的食物為低腹敏食物（124～127頁）
部分食物另有容許量限制，請特別留意。

「抑制癌症」、「增強肌力」以及「改善憂鬱症狀」。

調查重症及留下後遺症的新冠病毒染疫者的腸道環境後也發現，他們腸道中的酪酸含量較健康的人缺乏。

由此可知，增加酪酸菌的數量對於追求健康的人而言非常重要。但由於含有酪酸菌的食物較少，因此請積極攝取能夠成為酪酸菌養分的食物（含有水溶性膳食纖維的食物）。其中最推薦的就是糙米。

上圖介紹了本書主題低腹敏（FODMAP）飲食法可攝取且能夠成為酪酸菌養分的食物。此外，下一頁還會介紹這些食物的食譜，也請一併參考。

\ 腸道變健康！提升免疫力！ /
增加「酪酸菌」的食譜

酪酸菌是現在備受矚目的好菌，不僅能夠調整腸道環境，
還能增強免疫力與肌力等，具有許多值得期待的健康效果。
以下介紹本書低腹敏（FODMAP）飲食法中，
能夠成為酪酸菌養分，有助於增加酪酸菌的食譜。

糙米

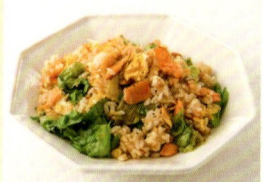
萵苣鮭魚炒飯
（94頁）

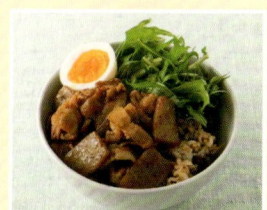
簡單滷肉飯
（104頁）

海帶芽

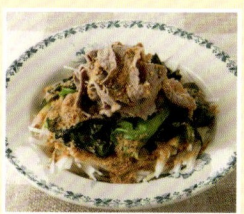
味噌拌萵苣涮牛肉
（54頁）

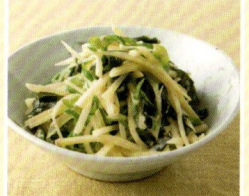
芝麻醋拌青椒馬鈴薯絲
（75頁）

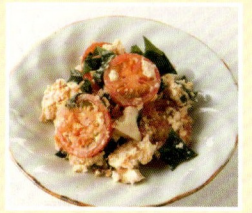
柴魚涼拌番茄豆腐海帶芽
（80頁）

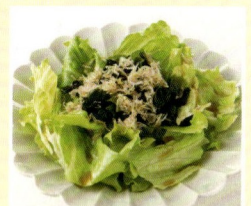
萵苣吻仔魚沙拉
（83頁）

海苔

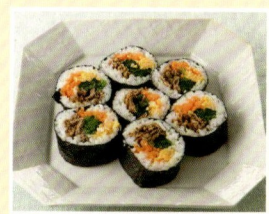
菠菜牛肉飯捲
（98頁）

主菜＋「糙米飯」也很推薦

最有機會增加酪酸菌的食物就是糙米。製作本書食譜介紹的主菜時，不妨也搭配糙米飯。

例
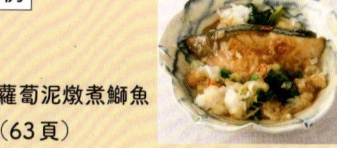
蘿蔔泥燉煮鰤魚
（63頁）
＋
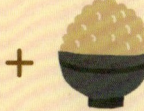
糙米飯

32

Part 2

從根本改善腸胃的「低腹敏飲食法」

想要維持健康,最重要的是關注日常飲食,並調整腸道環境。然而,並非所有人都適合單純依賴優格、納豆等整腸食品來改善腸道狀況。對於SIBO或腸躁症患者而言,這類食物反而可能加重腸胃不適。若你也有類似困擾,請務必嘗試「低腹敏飲食法」。

① SIBO患者不能吃發酵食品！

新事實！SIBO或腸躁症患者攝取整腸食品反而會使腸胃功能惡化

我在上一篇說明「為了健康長壽，調整腸道環境非常重要。而為了調整腸道環境，平常就應該注意飲食生活」。

那麼具體來說，該採取什麼樣的飲食生活呢？

一般而言，對腸道有益的食物包括四類：

● 發酵食品（優格與納豆等）
● 水溶性膳食纖維（牛蒡、海藻類等）
● 寡糖（洋蔥、大蒜等）
● EPA、DHA（鯖魚、沙丁魚等青背魚）

這四類食物也被稱為「整腸食物」，能夠促進腸內好菌生長，抑制壞菌繁殖。

因此請均衡地攝取這些食物。而維持腸道健康除了活躍的好菌之外，豐富腸道細菌的種類也很重要。腸道細菌的種類愈多，腸黏膜就愈強壯，免疫力也愈高。

然而，**有些人攝取整腸食品反而會導致「腹脹、腹痛」、「便秘或腹瀉」以及「頻繁放屁」等各種不適。這些人就是SIBO或腸躁症患者。**

如同26頁的說明，SIBO就是腸道細菌在小腸內爆發性增生的疾病。如果在這種狀態下攝取整腸食品等能夠成為腸道細菌養分的食物，小腸內的腸道細菌將會進一步增生。過多的腸道細菌將產生大量氣體，導致不舒服的情況更加嚴重。

這代表腸道健康的人適合攝取整腸食品維持健康，但

34

（有些人攝取整腸食品反而會更不舒服！）

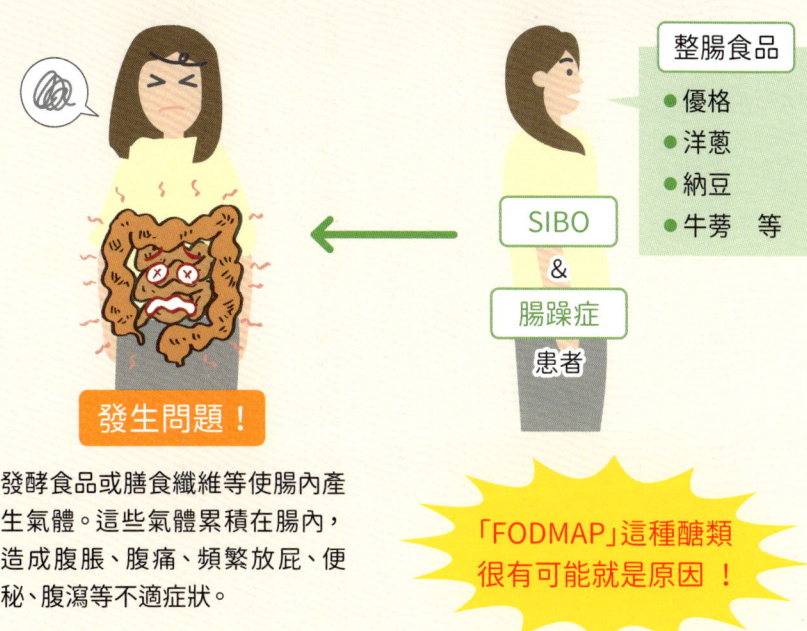

發生問題！

發酵食品或膳食纖維等使腸內產生氣體。這些氣體累積在腸內，造成腹脹、腹痛、頻繁放屁、便秘、腹瀉等不適症狀。

「FODMAP」這種醣類很有可能就是原因！

SIBO或腸躁症患者避開整腸食品反而有助於健康。

此外，若經醫師診斷「未發現大腸癌等異常」，但即使攝取優格、納豆或蘋果等食物也感受不到整腸效果，那就有可能罹患SIBO或腸躁症，因此最好避開整腸食品。

但對於確診或懷疑罹患SIBO或腸躁症的人，並非避開整腸食品就萬事大吉。

事實上，最近的研究發現，有問題的並非整腸食品本身，而是整腸食品中富含的醣類**「FODMAP」**，這種醣類就是造成腸道不適的原因。詳情將於下一頁說明。

part ❷ 從根本改善腸胃的「低腹敏飲食法」

② 對腸道有害的四種醣類

被稱為「FODMAP」的四種發酵性醣類

FODMAP指的是**四種具發酵性的醣類**，分別是「**寡糖**」、「**雙醣**」、「**單醣**」和「**多元醇**」。這些醣類具有**難以被小腸吸收的性質**。因此一旦攝取過量，小腸內的醣類濃度就會急遽上升，於是我們體內「稀釋濃稠物質」的機制就會開始運作，將大量的水分從血管引入小腸內，導致小腸過度蠕動，引起腹瀉或腹痛等不適。

至於抵達大腸的FODMAP則會成為壞菌的養分。獲得養分的壞菌變得更加活躍，產生大量氣體，造成腹脹、腹痛、便秘及放屁等症狀，導致腸道功能更加惡化。這代表疑似或罹患SIBO及腸躁症的人，只要持續避開含有大量發酵性醣類的食物（高FODMAP食物），就能緩解腹瀉及便秘等腹部不適，甚至還能改善各種健康問題。

話雖如此，高FODMAP食物在我們的生活中隨處可見（124～127頁），一般料理常用的大蒜、洋蔥和小麥基本上都必須避開，因此在掌握訣竅之前，設計每天的菜單是一件苦差事。**這時在本書第三篇（43頁起）介紹的各種製作低腹敏餐點的食譜就非常有幫助**。只需依照食譜製作即可，請務必活用。

36

（什麼是「FODMAP」？）

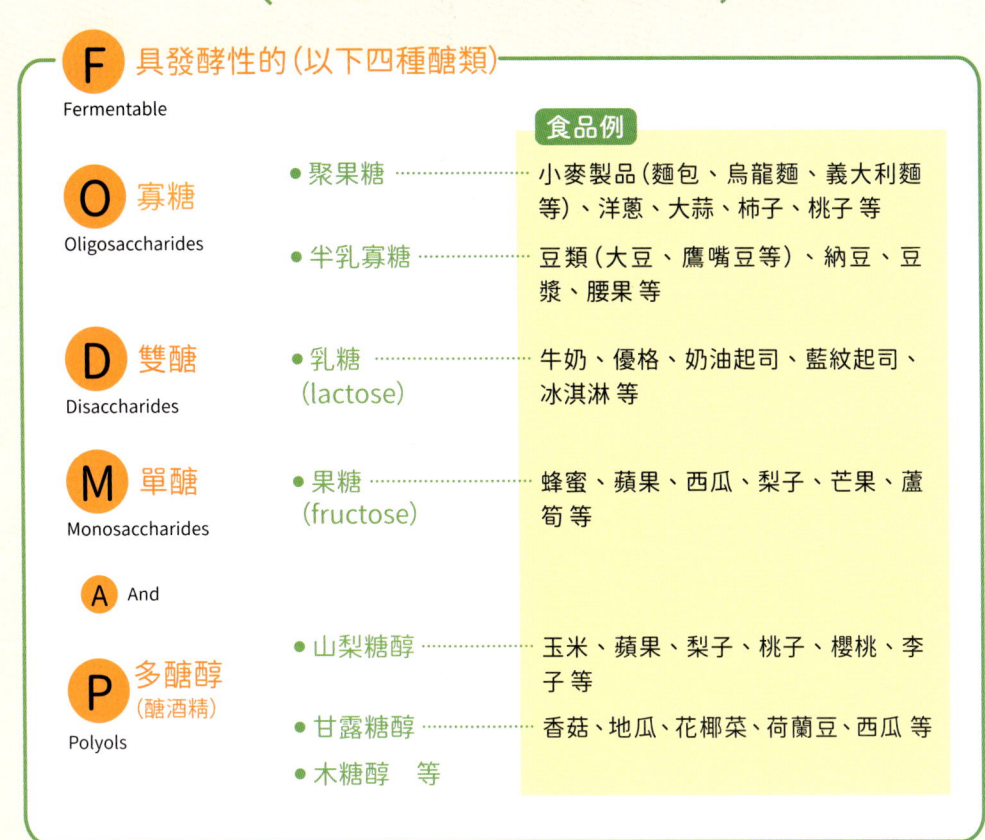

F 具發酵性的（以下四種醣類）
Fermentable

食品例

O 寡糖
Oligosaccharides
- 聚果糖 …… 小麥製品（麵包、烏龍麵、義大利麵等）、洋蔥、大蒜、柿子、桃子 等
- 半乳寡糖 …… 豆類（大豆、鷹嘴豆等）、納豆、豆漿、腰果 等

D 雙醣
Disaccharides
- 乳糖（lactose） …… 牛奶、優格、奶油起司、藍紋起司、冰淇淋 等

M 單醣
Monosaccharides
- 果糖（fructose） …… 蜂蜜、蘋果、西瓜、梨子、芒果、蘆筍 等

A And

P 多醣醇（醣酒精）
Polyols
- 山梨糖醇 …… 玉米、蘋果、梨子、桃子、櫻桃、李子 等
- 甘露糖醇 …… 香菇、地瓜、花椰菜、荷蘭豆、西瓜 等
- 木糖醇 等

（FODMAP的2個特徵）

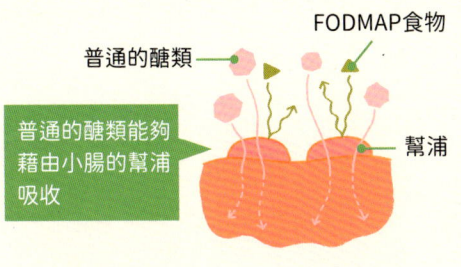

小腸難以吸收

FODMAP具有難以被小腸吸收的性質，因此若攝取過量，小腸內的醣類濃度將會上升。而為了降低其濃度，大量的水分將從血管被引入小腸，導致小腸過度蠕動，引起腹瀉或腹痛。

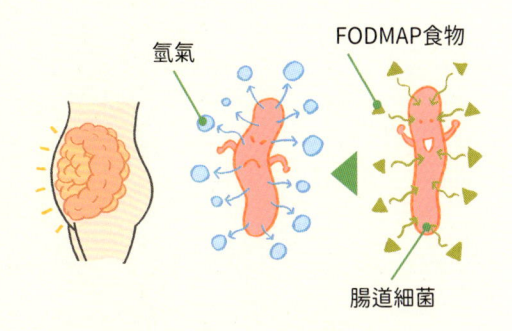

食物在腸道發酵產生氣體

FODMAP成為棲息於大、小腸內細菌的養分而發酵並產生氣體。當氣體累積在腸道時，將引起腹脹、腹痛、便秘及腹瀉等症狀。

③ 能夠改善SIBO的「低腹敏飲食法」

有效改善SIBO與腸躁症的「低腹敏飲食法」是什麼？

雖然應該避免高FODMAP食物，但這並不代表所有FODMAP食物都不能攝取。**FODMAP包含四種類型的醣類，每個人對不同類型的耐受度因體質而異**。舉例來說，有些人無法消化聚果糖（如小麥製品），但卻能接受半乳寡糖（如豆類），因此，適合與不適合的食物會有所不同。

確認自己不能吃哪些醣類、可以吃哪些醣類，就是「低腹敏（FODMAP）飲食法」。

最初的三週是「**排除期**」（44～46頁）。這段期間應該限制所有高FODMAP食物，盡可能只吃低FODMAP食物。排除期的目的是重新調整腸道，由於限制了所有高FODMAP食物，因此也有不少人光是這樣就改善腸胃不適的問題。不過，食物中的FODMAP含量無論再怎麼低，都嚴禁攝取過量。

接下來是「**挑戰期**」（40～42頁）。為期五週，每次只攝取一種FODMAP。這段期間請進行「**傾腸**」（24頁），觀察吃什麼、吃多少會出現什麼症狀（或者沒有症狀）。

最後則是「**確認期**」。找出適合自己體質的高FODMAP食物，確認吃下肚也沒問題的醣類與份量。

找出不適合自己體質的醣類後，請繼續維持避開含有這些醣類的食物的飲食生活吧！

38

（低腹敏飲食法的3個步驟）

步驟1　排除期

連續3週限制高FODMAP食物，只吃低FODMAP食物。

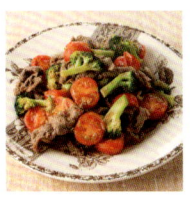

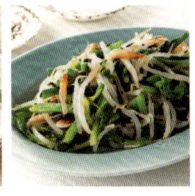

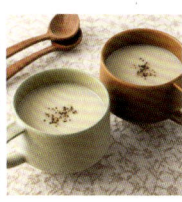

只要照著本書食譜（48～118頁）製作即可！有些人甚至只靠排除期就改善腹部不適！

步驟2　挑戰期

連續5週，每次只嘗試1組高FODMAP食物，並進行「傾腸」。（40～42頁）。

步驟3　確認期

找出適合自己體質的食物。持續避免攝取不適合自己體質的FODMAP食物。

低腹敏飲食法不僅適用於被診斷為SIBO或腸躁症的患者，對於患有潰瘍性大腸炎（大腸黏膜糜爛或潰瘍的發炎性疾病）、克隆氏症（引起小腸和大腸等黏膜慢性發炎的疾病）以及運動誘發的胃腸道症候群（運動後會引發腹痛或腹瀉的疾病）的患者，也能發揮顯著效果。

事實上，我的診所有許多患者在實踐了低腹敏飲食法後，除了改善腹瀉、便秘、腹脹或腹痛等症狀之外，各種身體不適的狀況也好轉，例如「血壓和血糖降低了」、「低體溫得到改善」、「皮膚狀態變好」、「不再打嗝」等（4～5頁）。

即使腸胃沒有不舒服，只要2～3頁的檢查清單中有任何一個項目符合自己的狀況，低腹敏飲食法都值得一試。說不定將出現意想不到的健康效果。

④「挑戰期」的執行方式

挑戰期執行方式解說！
找出不適合自己身體的NG醣類

挑戰期請遵守下列規則：

① 晚餐時攝取高FODMAP食物

早餐、午餐和「排除期」一樣，選擇只吃低FODMAP食物。

② 攝取量為正常一餐的份量

攝取量太多或太少都會使判斷變得困難。嘗試高FODMAP食物時，請以正常餐點的份量為基準。

③ 不攝取其他種類的高FODMAP食物

為了確定引起身體不適的是哪種醣類，請務必一次只嘗試一種。

④ 盡量以同一種食物嘗試

就算是同一種醣類，也請盡量只吃相同的食物，不要頻繁更換食物種類。

⑤ 飲料選擇普通的水

這段期間的飲料請選擇幾乎不含其他成分的水。

⑥ 記錄每天的狀況

請記錄每天的變化，例如吃了什麼會出現什麼症狀，排出什麼樣的大便等。

請嚴格遵守這六條規則，逐一測試FODMAP的醣類（關於攝取順序及高FODMAP食物的種類請看第42頁）。接下來以第一週為例，說明具體的操作方法。

第一週嘗試「聚果糖」。聚果糖是麵粉與洋蔥所含的一

40

（挑戰期的基本流程）

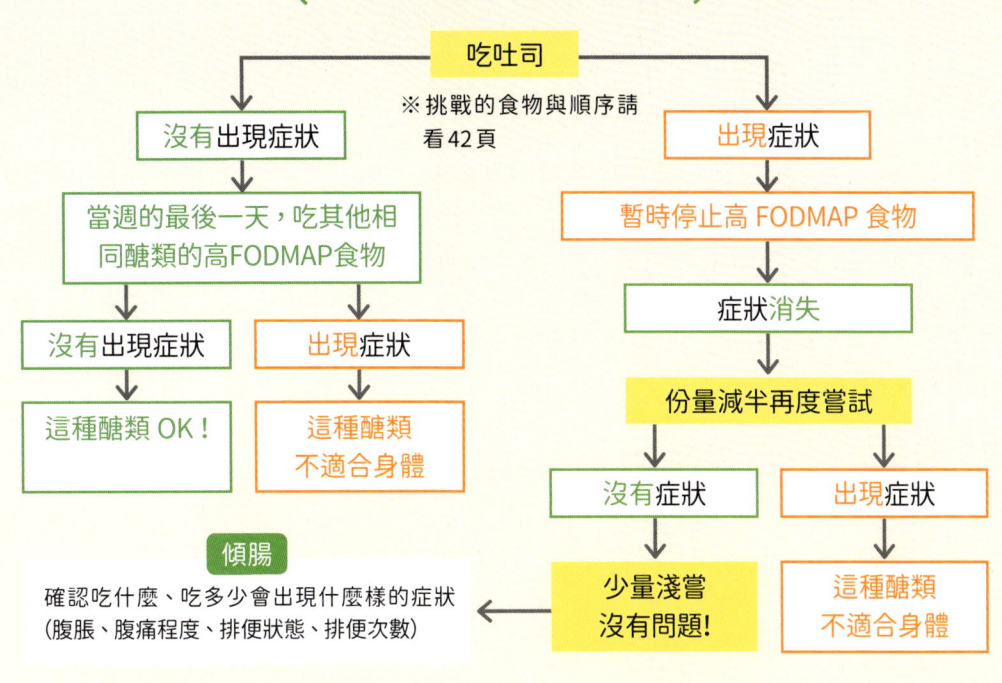

```
                          吃吐司
                            │
        ┌───────────────────┴───────────────────┐
        ▼                                       ▼
    沒有出現症狀          ※挑戰的食物與順序請      出現症狀
        │                   看42頁                │
        ▼                                       ▼
   當週的最後一天，吃其他相                  暫時停止高FODMAP食物
   同醣類的高FODMAP食物                           │
        │                                       ▼
   ┌────┴────┐                              症狀消失
   ▼         ▼                                  │
沒有出現症狀  出現症狀                            ▼
   │         │                             份量減半再度嘗試
   ▼         ▼                                  │
這種醣類OK！  這種醣類                       ┌────┴────┐
            不適合身體                       ▼         ▼
                                          沒有症狀    出現症狀
                                            │         │
                 傾腸                        ▼         ▼
          確認吃什麼、吃多少會出現什麼樣的症狀    少量淺嘗    這種醣類
          （腹脹、腹痛程度、排便狀態、排便次數） 沒有問題！  不適合身體
```

測試的食物為「吐司」或「大蒜」，這裡選擇吐司。前六天連續在晚餐的時候吃吐司（一片正常厚度的吐司）。**吃完之後慎重傾腸，記錄腹脹、腹痛程度、排便次數及排便狀態。**

如果在測試期間覺得腸胃不舒服，請立即停止測試，並暫時在晚餐時也吃低FODMAP食物。等症狀緩解之後，將吐司的份量減半再進行測試。如果還是出現症狀，代表聚果糖就是必須忌口的醣類。

倘若連續吃六天吐司都沒有症狀，請在最後一天（第七天）晚餐吃「洋蔥」。如果還是沒有症狀，就代表「聚果糖」對你來說是可以吃的醣類。

不過，**這時確定的NG醣類也不代表這輩子都不能吃。**有時隨著年齡增長，某天又會變得可以吃了。

第1週　攝取「聚果糖」
嘗試常會吃到的麵食、洋蔥等含有寡糖「聚果糖」的食物。

連續吃 6 天的食物
吐司(一般厚度的1片) or 大蒜(1瓣)

第 7 天吃的食物
洋蔥

第2週　攝取「半乳寡糖」
嘗試豆類、牛蒡、小芋頭等富含「半乳寡糖」的食物。

連續吃 6 天的食物
扁豆 or 鷹嘴豆 or 荷蘭豆(都是1/2杯)食物。

第 7 天吃的食物
嫩豆腐

第3週　攝取「乳糖」
嘗試乳製品中所含的「乳糖」。

連續吃 6 天的食物
牛奶(1/2～1杯) or 優格(170g)

第 7 天吃的食物
加工起司

第4週　攝取「果糖」
嘗試水果中富含的「果糖」。

連續吃 6 天的食物
蜂蜜(1小匙) or 芒果(半顆)

第 7 天吃的食物
蘆筍

第5週　攝取「山梨糖醇」與「甘露糖醇」
最後嘗試多元醇中的「山梨糖醇」與「甘露糖醇」。

連續吃 6 天的食物
桃子(1/4個) or 杏桃乾(2個) or 蕈菇類(1/2杯)

第 7 天吃的食物
蘋果

如果確定引起不適的醣類
如果已確定某些醣類會引起不適，請持續避開這類FODMAP(124～127頁)的飲食習慣。不過，隨著年齡增長，原本不適合的FODMAP食物可能會變得可以耐受。

Part 3

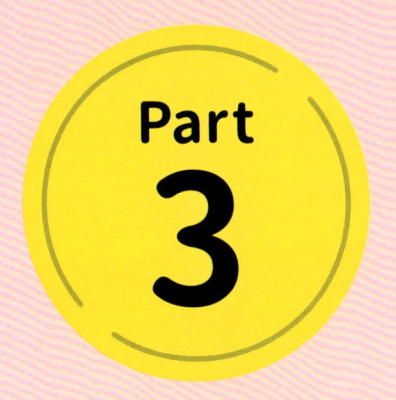

簡單又美味！
「可輕鬆實踐的食譜」

即使想要實踐低腹敏飲食法，設計每日菜單時要避開洋蔥、大蒜、麵粉等含有高FODMAP的食物，仍是一項挑戰。此時，本書精選的食譜便能派上用場，所有餐點皆以低FODMAP食材製作，讓你輕鬆享受美味。請自由搭配喜愛的菜色，愉快地實踐吧！

FODMAP・SIBO相關解說：江田証
食譜監修・解說・營養計算：金丸繪里加（營養管理師）

> 可以自由搭配喜愛的菜色，愉快地持續下去！

低腹敏飲食法「排除期」的執行方式

實踐低腹敏飲食法的過程中，許多人所遇到的困難就是在為期三週的排除期（第38頁）「設計每天的菜單」。由於需要避開洋蔥、大蒜與麵粉等必須忌口的高FODMAP食物，菜色難免會變得單調。因此本書將依照「主菜」、「副菜&湯品」、「主食」、「甜點&飲料」的類別來介紹只使用低FODMAP食物的食譜。希望能幫助各位透過巧妙搭配，達成排除期的挑戰。

「排除期」的基本規則

1. 只需搭配喜愛的菜色，照著做即可！
2. 這3週即使菜色重複也OK！
3. 可加入自己的創意調整食譜！

主菜 ＋ 副菜 ＋ 湯品 ＋ 糙米飯

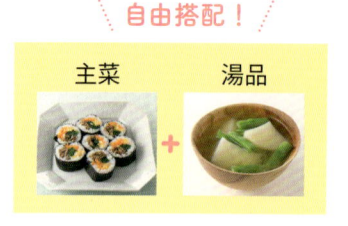

自由搭配！

主菜 ＋ 湯品

⚠ 注意事項

- 飲料建議普通的水或綠茶。如果是無糖紅茶或咖啡，每天1～2杯也OK（注意咖啡因會直接刺激腸道，可能導致腸躁症惡化）
- 調整食譜時，請參考124～127頁的「OK&NG食物清單」，務必注意避免食用高FODMAP的食物。尤其是洋蔥和大蒜，即使少量攝取也容易產生影響，必須特別小心。
- 湯品能夠溫暖腸胃，建議積極飲用。
- 最重要的是愉快持續不勉強。
- 有點餓的時候，可以吃低FODMAP水果或起司。如果遵守容許量，堅果類也OK。

食材本身的風味就是最滿意的調味

關於鹽分

過量攝取鹽分也會造成高血壓，因此嚴格禁止。本書的食譜會**盡量減少調味**。清淡的調味一開始可能會讓人覺得少了什麼，但習慣之後，即使少量的鹽分也能感受到食材的自然風味，並逐漸因此而滿足。**食鹽之類的調味料在使用時盡可能精確測量**，如果沒有問題就逐漸減少用量。

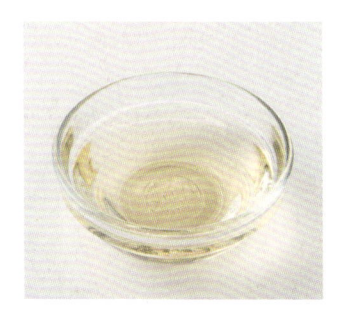

如果可以，請使用芝麻油或橄欖油

關於食用油

所有的油脂類都可以視為低FODMAP食物。調理時的食用油，**建議使用**有助於抗氧化及減少壞膽固醇的**芝麻油與橄欖油**。

味醂也NG

關於調味料

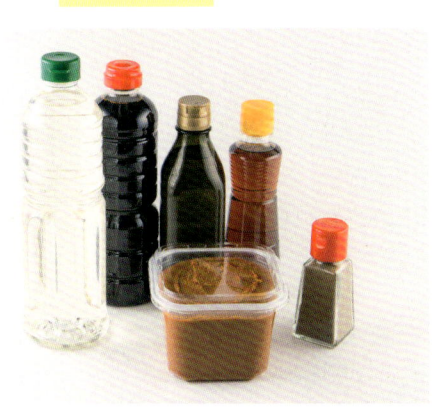

許多調味料都屬於高FODMAP食物。**千萬不能因為覺得「少量應該無所謂」而大意**，請參考126頁，確認屬於低FODMAP再使用。由於**味醂屬於高FODMAP食物，因此本書的食譜中不會使用**。取而代之的是使用砂糖與酒來突顯料理的鮮甜味。

> 昆布高湯NG

關於「高湯」

昆布屬於高FODMAP食物（附著於表面的白色粉末是甘露糖醇），因此不能使用昆布高湯。本書食譜中使用的「高湯」**全部都是小魚乾高湯**。推薦使用的**小魚乾高湯製作方式為「冷泡」**。只要將500ml的水與10g的小魚乾（相對於水的2%）放入保存容器並蓋上保鮮膜，在冷藏庫靜置一晚即完成。透過這種方式製作的高湯滋味優雅甘甜，小魚乾的腥味也不明顯。

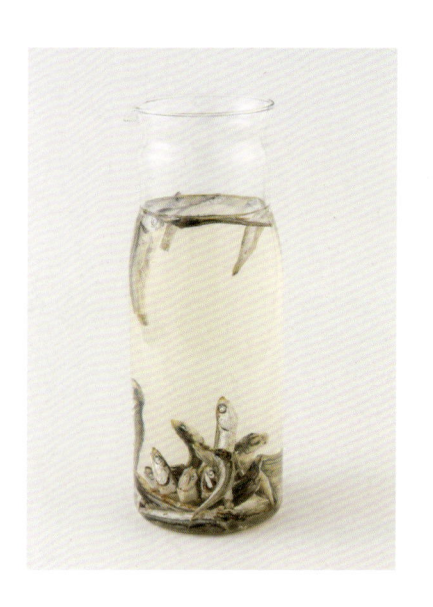

> 注意加工食品

確認食品標示

並非所有食品都有完整的FODMAP成分標示，因此也會遇到「不知是低FODMAP還是高FODMAP」的食材。如果無論如何都搞不清楚，不吃是最保險的選擇。如果購買加工食品，有時只要查看食品標籤即可確認是否含有FODMAP成分。**尤其請避開原料中含有「洋蔥」、「洋蔥粉」、「大蒜」、「大蒜粉」或「紅蔥」的產品。**

〈例〉飲料

●品名：飲料
●原料：砂糖、果糖葡萄糖液糖、果汁、食鹽、香料、維生素C、氯化鉀、乳酸鈣、氯化鎂
●容量：500ml

「果糖葡萄糖液糖」就是玉米糖漿。因為含有大量的果糖，不適合對果糖有反應的人。

「原料」依照含量由高至低排列標示。最前面若屬於高FODMAP的產品必須注意！

食譜單元的使用指南

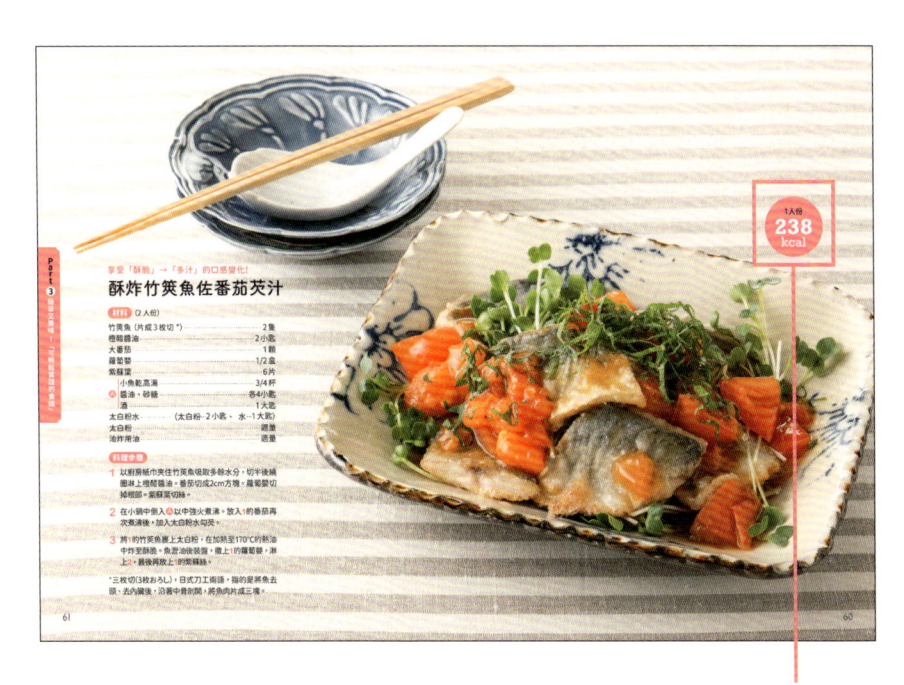

從這裡可以知道1人份的卡路里

- 計量單位為1大匙＝15ml，1小匙＝5ml，1杯＝200ml。
- 食譜中使用的是600W微波爐。若使用500W則加熱時間以1.2倍、使用700W以0.8倍計算，並視加熱狀況進行調整。
- 米飯（白米、糙米）的建議量為每人150g。請根據年齡及每日運動量調整。
- 材料的克數標示只是大致的參考值。請根據個人喜好調整。
- 平底鍋使用的是氟素樹脂加工的不沾鍋。若使用容易沾黏的平底鍋，即使料理步驟中沒有提到油，也請先下油再烹調。
- 火候若沒有特別說明，請使用中火烹調。
- 食譜中可能省略食材的預先處理過程。

Part 3 簡單又美味！「可輕鬆實踐的食譜」

47

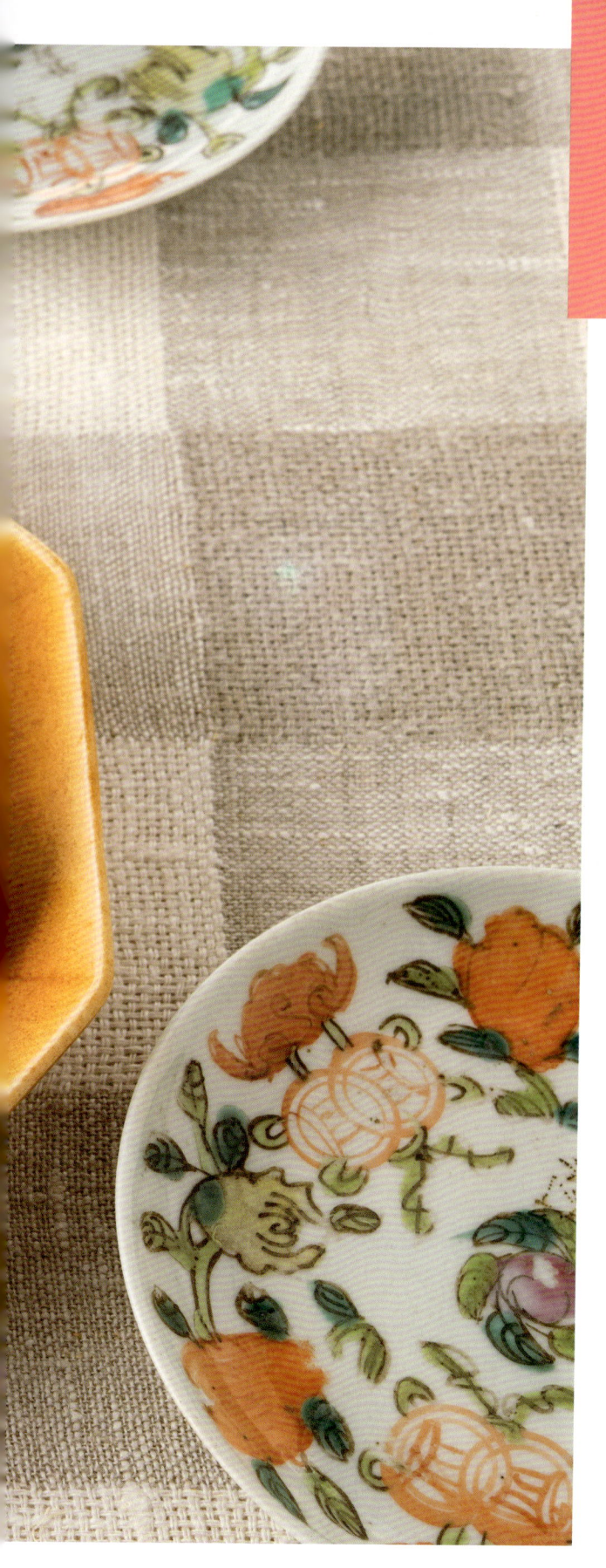

主菜食譜

20道料理使用
魚、肉、豆腐、蛋製作，
最適合作為主菜的美味食譜。

健康又飽足

東坡肉風味燉煮豬肉捲

材料（2人份）

蒟蒻絲捲	6個
青江菜	1株
水煮蛋	1顆
豬五花薄片	6片
芝麻油	1小匙
Ⓐ 水	2/3杯
酒、醬油、砂糖	各1又1/2大匙
薑	（切薄片 約4~5cm）
黃芥末	適量

料理步驟

1. 將蒟蒻絲捲川燙去除異味，並徹底瀝乾水分。青江菜縱切成6等分，稍微川燙並瀝乾水分。水煮蛋剝殼備用。

2. 攤開豬肉，1片放1個**1**的蒟蒻絲捲並捲起來。

3. 深鍋中薄薄抹上一層芝麻油，將**2**的封口處朝下排好後開火，不時翻動以煎至整體表面上色。加入Ⓐ與薑片、**1**的水煮蛋，煮沸後蓋上鍋蓋，中小火煮約10分鐘。

4. 打開鍋蓋，不時晃動鍋子收乾至湯汁濃稠。與**1**的青江菜一起在容器中擺盤，並依照喜好添加黃芥末。

48

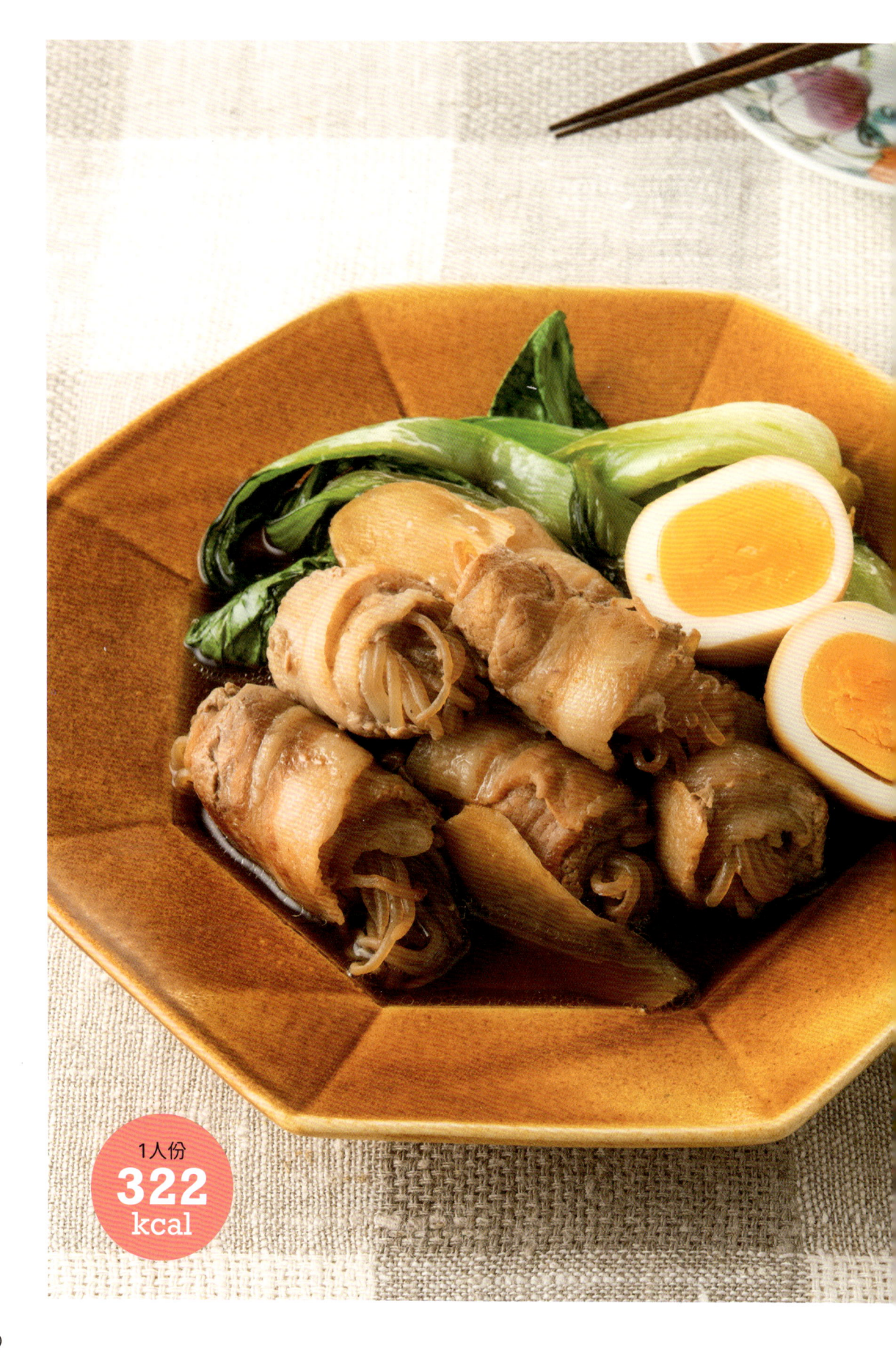

Part 3 簡單又美味！「可輕鬆實踐的食譜」

1人份
322 kcal

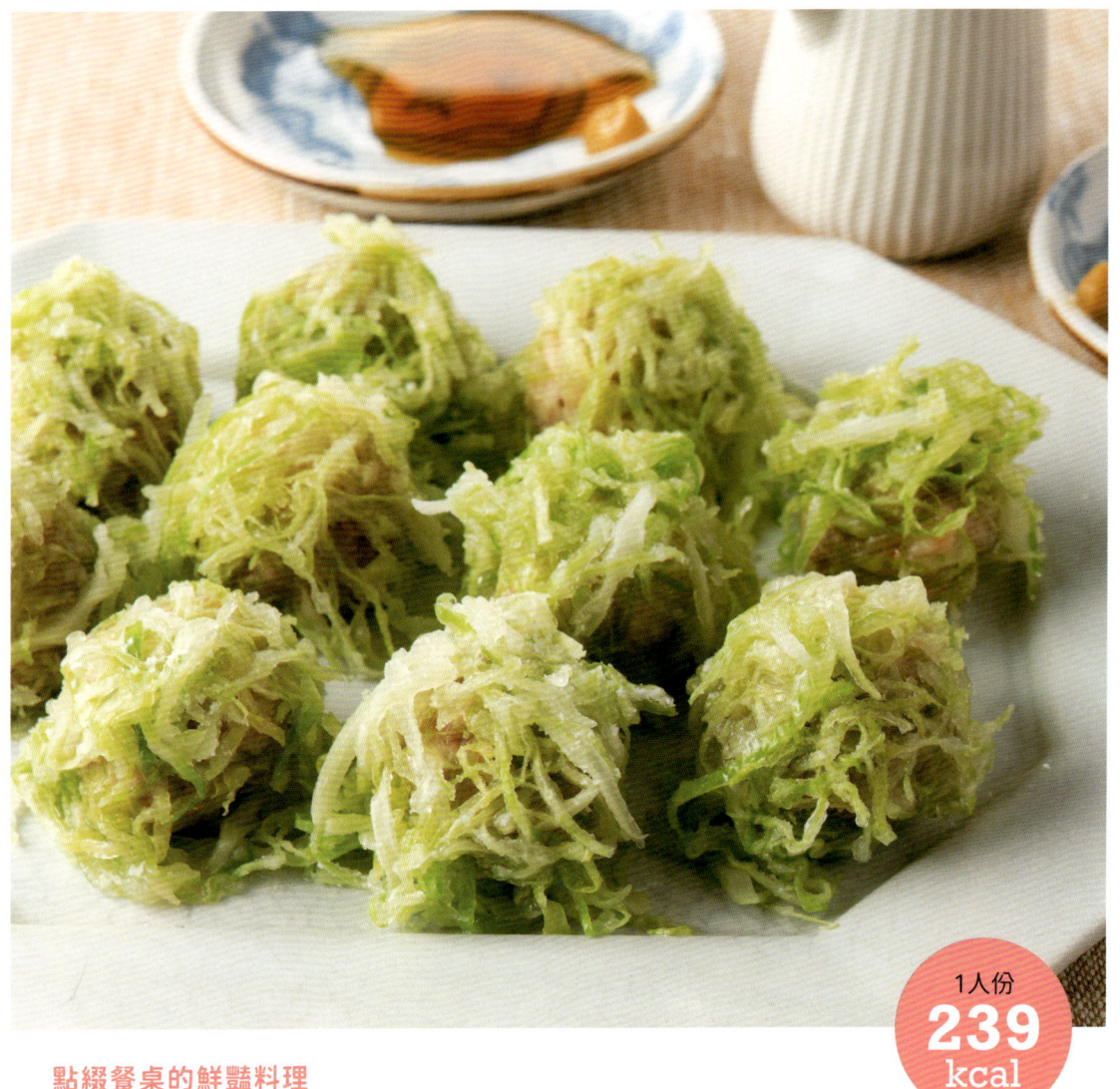

點綴餐桌的鮮豔料理

高麗菜燒賣

1人份 239 kcal

材料 （2人份）

竹筍（水煮）	50g
蝦仁	80g
高麗菜	2片
太白粉	4小匙
豬絞肉	150g
Ⓐ 砂糖、酒、薑汁	各1小匙
Ⓐ 鹽	1/4小匙
醬油、醋、黃芥末	各適量

料理步驟

1. 竹筍瀝乾水分後切成粗末。蝦仁從背部縱向切半去除腸泥並稍微剁碎。高麗菜去芯切絲，並撒上太白粉。

2. 豬絞肉放入碗中，加入Ⓐ攪拌至出黏性。接著加入1的竹筍與蝦仁，繼續混合均勻。

3. 將2捏成1口大小的丸子，裹上高麗菜絲，輕握一下使其固定。

4. 將3排放在耐熱盤中，鬆鬆覆蓋上保鮮膜以微波爐加熱4～5分鐘。可根據喜好用醬油和醋調成沾醬，並搭配黃芥末品嘗。

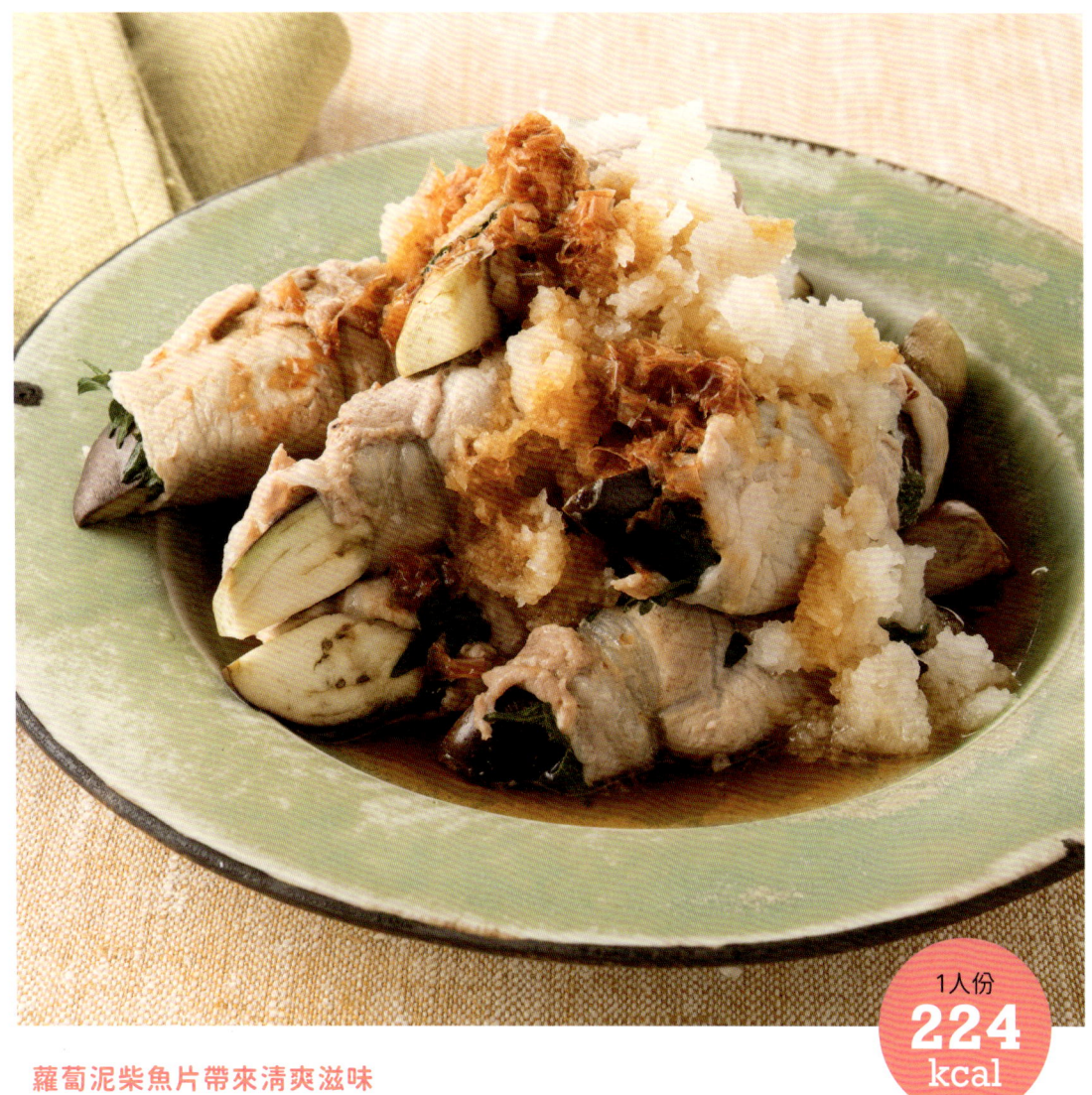

蘿蔔泥柴魚片帶來清爽滋味

微波豬肉茄子捲

1人份 **224** kcal

材料 (2人份)

茄子	2條
火鍋用豬里肌肉片	12片（140g）
鹽	少許
紫蘇葉	12片
蘿蔔泥	100g
A 柴魚片	1包（2g）
A 薑泥	約2~3cm
A 醬油	4小匙
A 醋	1大匙
A 砂糖、芝麻油	各1/2小匙

料理步驟

1. 茄子去蒂，縱向切成6等分。

2. 豬肉攤開撒鹽，1片豬肉放1片紫蘇葉，再放1片茄子後捲起來。其餘材料也以同樣方式製作。

3. 將2排放在耐熱盤上，鬆鬆覆上※保鮮膜後，以微波爐加熱4～5分鐘。擺盤後放上蘿蔔泥，最後淋上混合好的A。

※鬆鬆覆上是指以保鮮膜封口，但不拉緊，目的是為了受熱後讓蒸氣有空間可以膨脹，又不至於逸散。

Part 3 簡單又美味！「可輕鬆實踐的食譜」

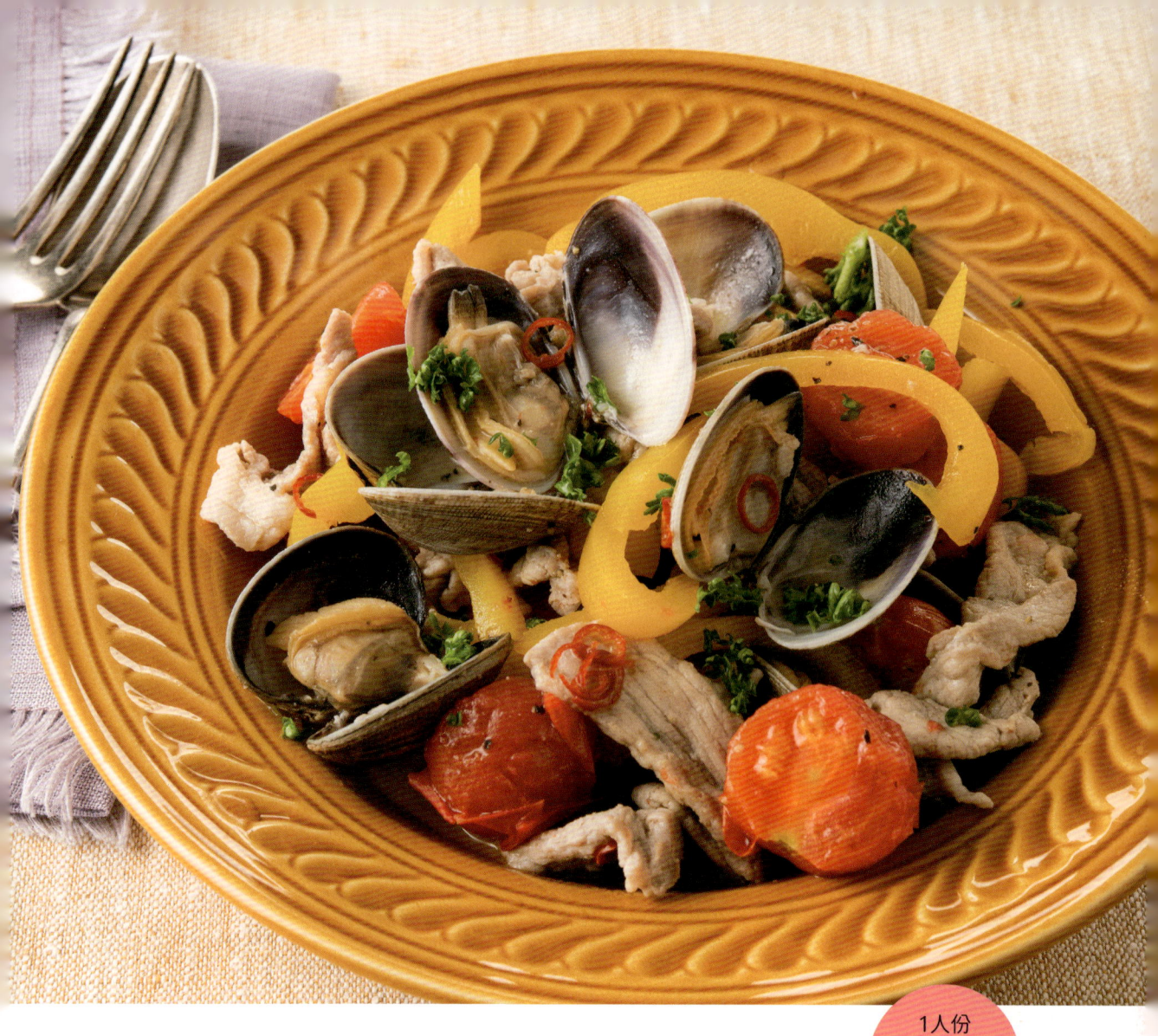

鮮美的湯汁讓人垂涎欲滴！
葡萄牙風蒸煮海瓜子豬肉片

1人份
228 kcal

材料 (2人份)

海瓜子（帶殼）	200g
豬肉片	120g
A 小茴香粉	1/2 小匙
鹽、胡椒	少許
黃椒	1 顆
橄欖油	1/2 大匙
紅辣椒（切圓片）	1 根
白葡萄酒	1/4 杯
小番茄（對半切開）	10 顆
鹽、胡椒	少許
巴西利（切碎）	1 大匙

料理步驟

1. 海瓜子吐沙後，以殼互相摩擦的方式清洗乾淨。豬肉若太大片則切半，並撒上 A。將黃椒切絲。

2. 平底鍋倒入橄欖油加熱，放入 1 的豬肉與紅辣椒，將豬肉炒散至變色。加入 1 的海瓜子稍微翻炒，接著繞圈倒入白葡萄酒，加入小番茄和 1 的黃椒，蓋上鍋蓋蒸煮 7～8 分鐘。

3. 海瓜子的殼打開後掀開鍋蓋，以鹽和胡椒調味，裝盤並撒上巴西利即可完成。

纖維豐富!冷了也好吃!

醬燒奶油炒牛肉花椰菜

材料 (2人份)

牛肉片	160g
鹽、胡椒	少許
花椰菜	1/3顆
小番茄	10顆
A 酒	2大匙
醬油	1大匙
伍斯特醬	1小匙
胡椒	少許
奶油	15g

料理步驟

1. 將牛肉切成易入口的大小，撒上鹽與胡椒。花椰菜分成小朵後再縱切成一半。小番茄對半切開。將Ⓐ混合備用。

2. 加熱平底鍋，放入奶油。奶油融化後，加入1的牛肉，將牛肉炒散。當牛肉變色後，加入1的花椰菜與Ⓐ翻炒均勻，接著蓋上鍋蓋悶煮4～5分鐘。

3. 掀開鍋蓋加入1的小番茄，大火翻炒至食材裹上醬汁後裝盤

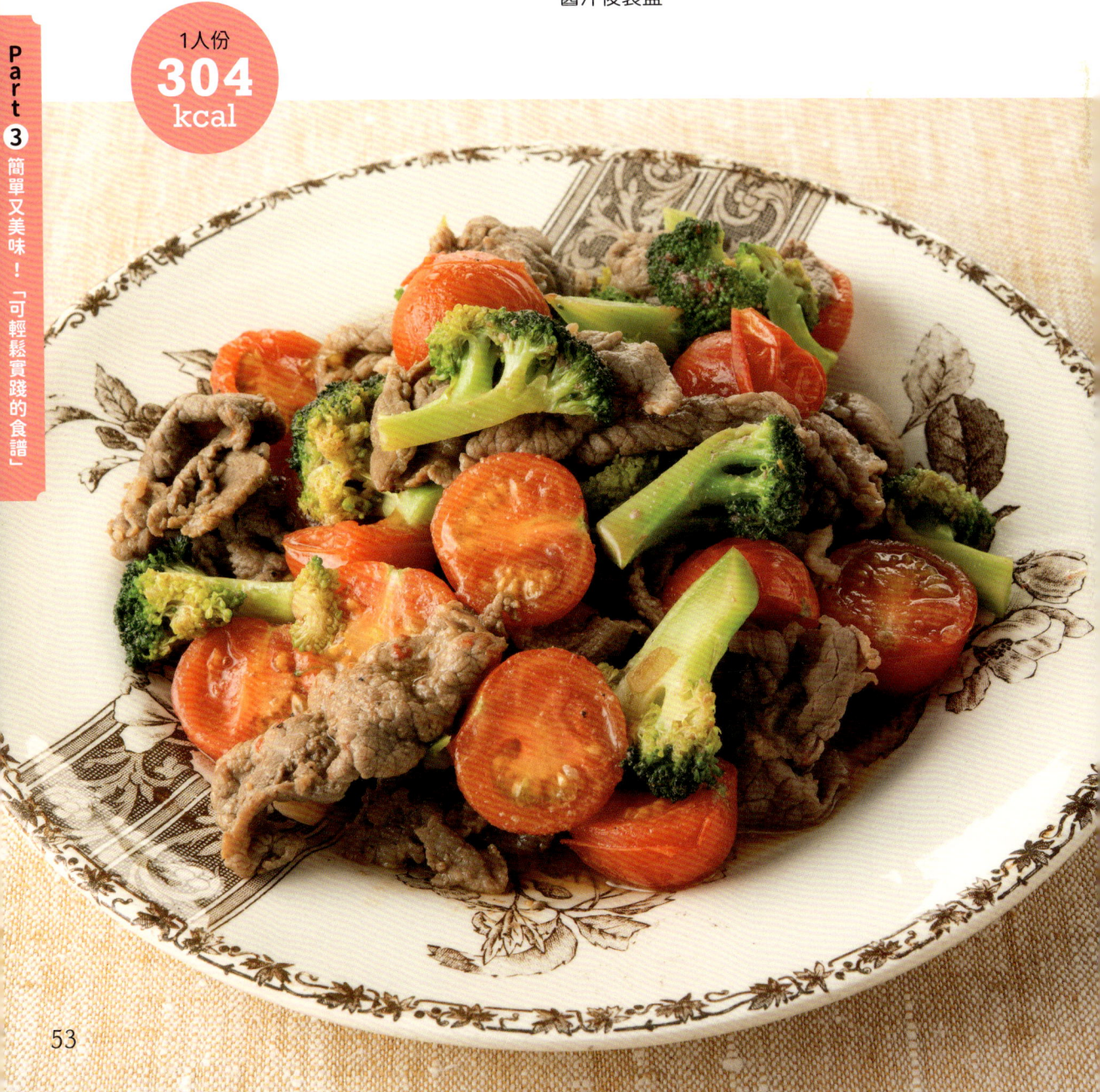

1人份 304 kcal

Part 3 簡單又美味！「可輕鬆實踐的食譜」

1人份
327 kcal

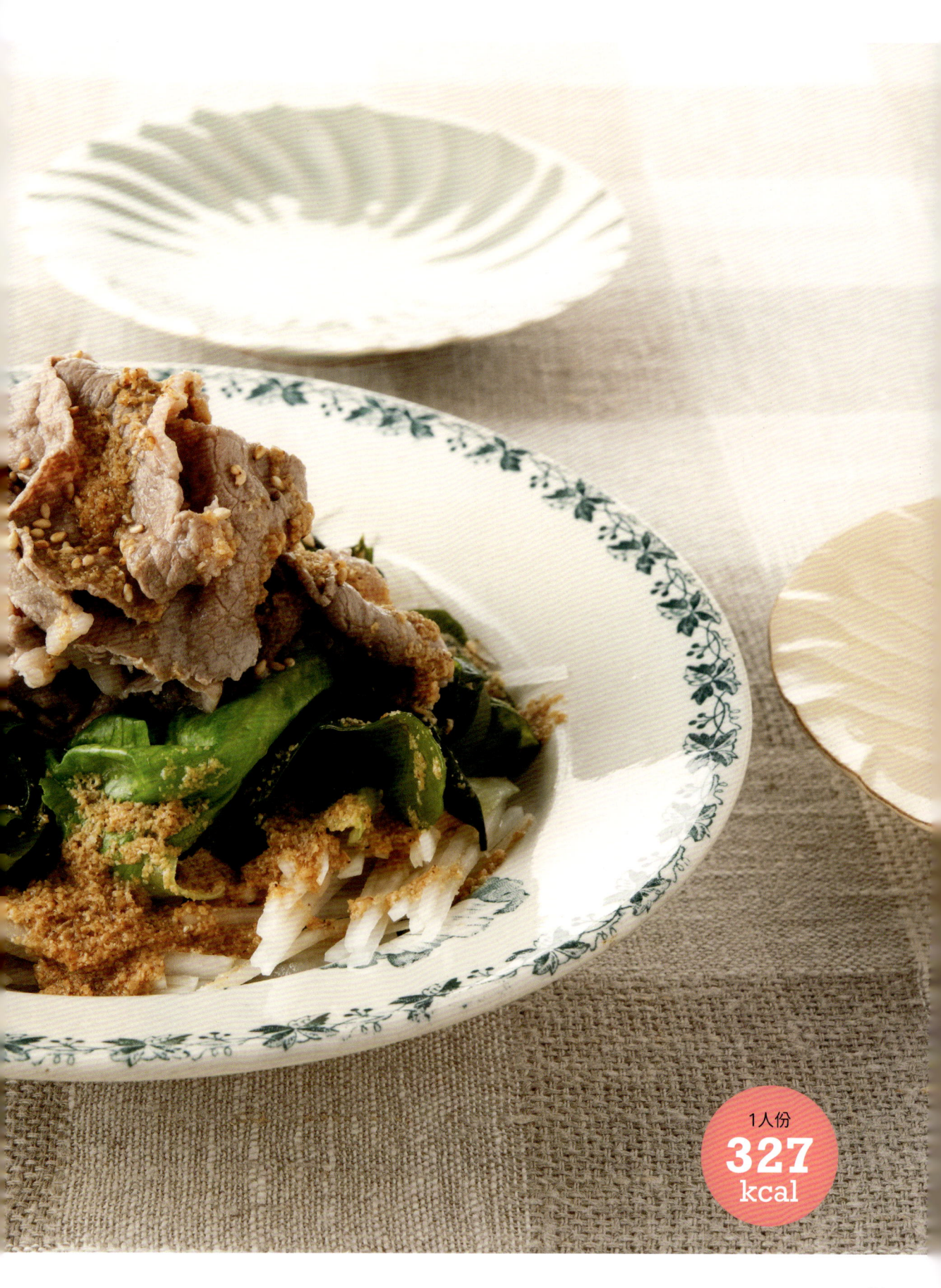

牛肉與微甜味噌醬的無敵組合
味噌拌萵苣涮牛肉

材料 (2人份)

萵苣	4片
鹽漬海帶芽	60g
白蘿蔔	80g
火鍋牛肉片	140g
A　白芝麻醬、水	各2大匙
味噌	1又1/2大匙
醋、砂糖	各1大匙
醬油	1/2小匙
熟炒白芝麻粒	1小匙

料理步驟

1. 將萵苣撕成一口大小。海帶芽充分洗淨，切成易入口大小。白蘿蔔切絲。

2. 鍋中裝入大量的水煮沸，將1的萵苣放入水中燙軟後以篩網撈起瀝乾。接著將牛肉一片片攤開放進同一鍋水中川燙至變色，撈起放在廚房紙巾上吸乾水分。

3. 將A放入缽中充分混合，加入2的萵苣與牛肉，整體拌勻。

4. 將1的白蘿蔔與海帶芽攤開在容器中，接著擺上3，撒上白芝麻。

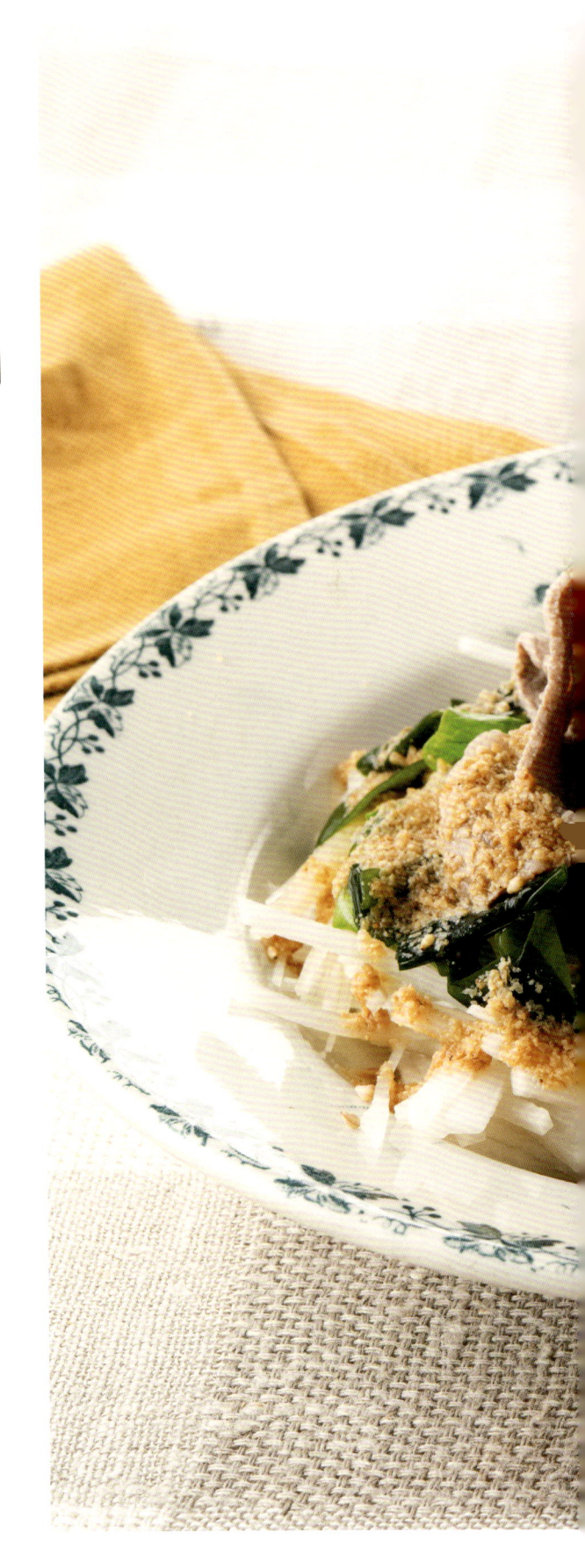

Part 3 簡單又美味！「可輕鬆實踐的食譜」

用微波爐就能輕鬆製作！

口水雞

材料（2人份）

雞腿肉	1片（250g）
砂糖	1小匙
鹽	1/4小匙
小黃瓜	2條
Ⓐ 醋	1又1/2大匙
醬油	4小匙
砂糖	1小匙
芝麻油	1/2大匙
雞湯粉、辣油	各1/2小匙
薑（切薄片）	約1片（4~5cm）
酒、水	各1大匙
香菜	2根
花生米	15g

料理步驟

1 以砂糖將雞肉搓揉入味後再加鹽搓揉。小黃瓜切成三等分後拍裂。將Ⓐ混合製成淋醬。

2 將薑片鋪在耐熱容器底部，將**1**的雞肉皮朝下放在薑片上。繞圈淋上酒與水，鬆鬆覆上保鮮膜，接著放進波爐加熱約5分鐘。靜置至稍微冷卻。

3 將**2**的雞肉分切擺盤，擺上**1**的小黃瓜。最後撒上切成粗粒的花生與隨意切過的香菜，並淋上**1**的醬汁。

1人份 363 kcal

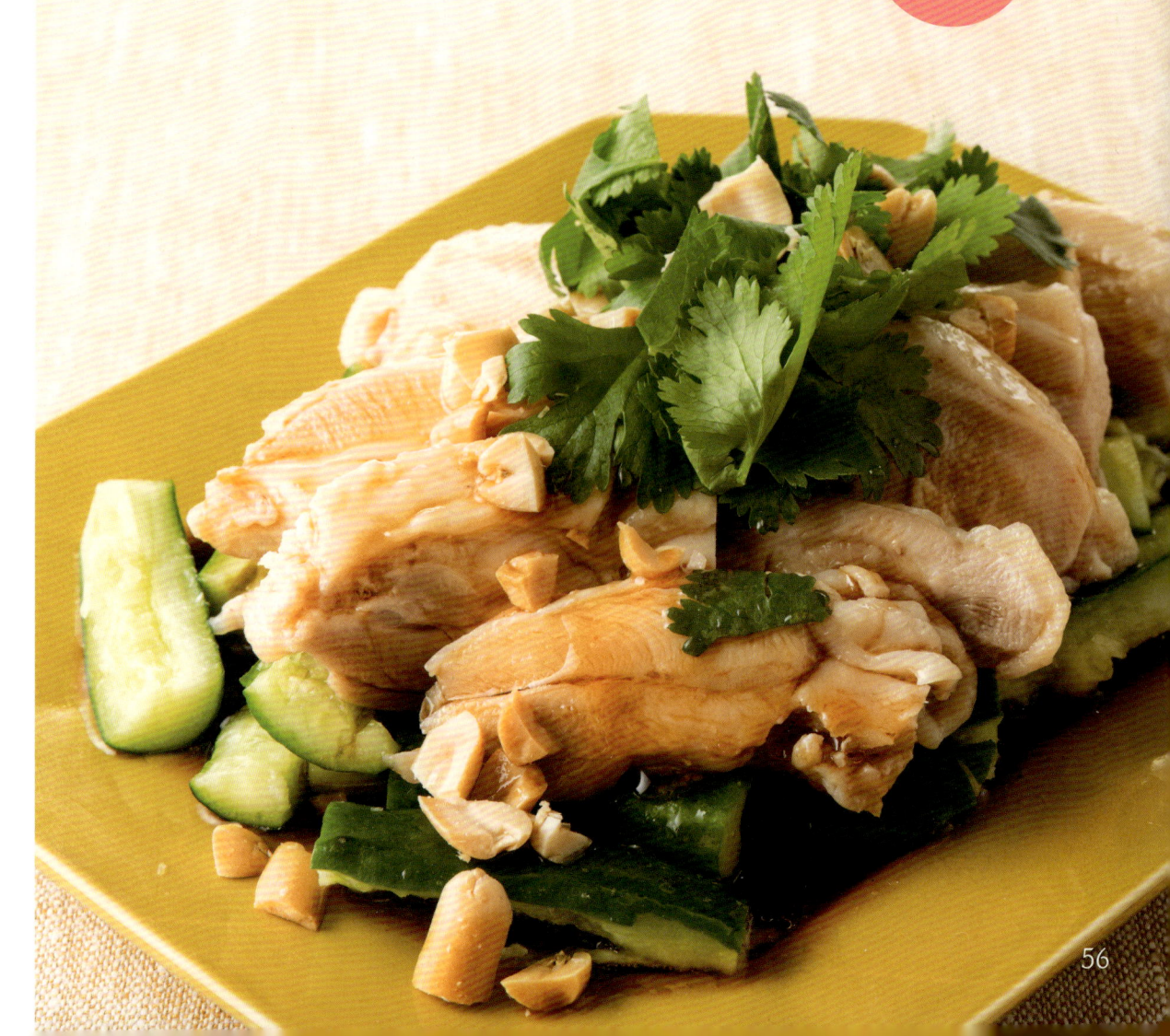

適合夏季的清爽菜色

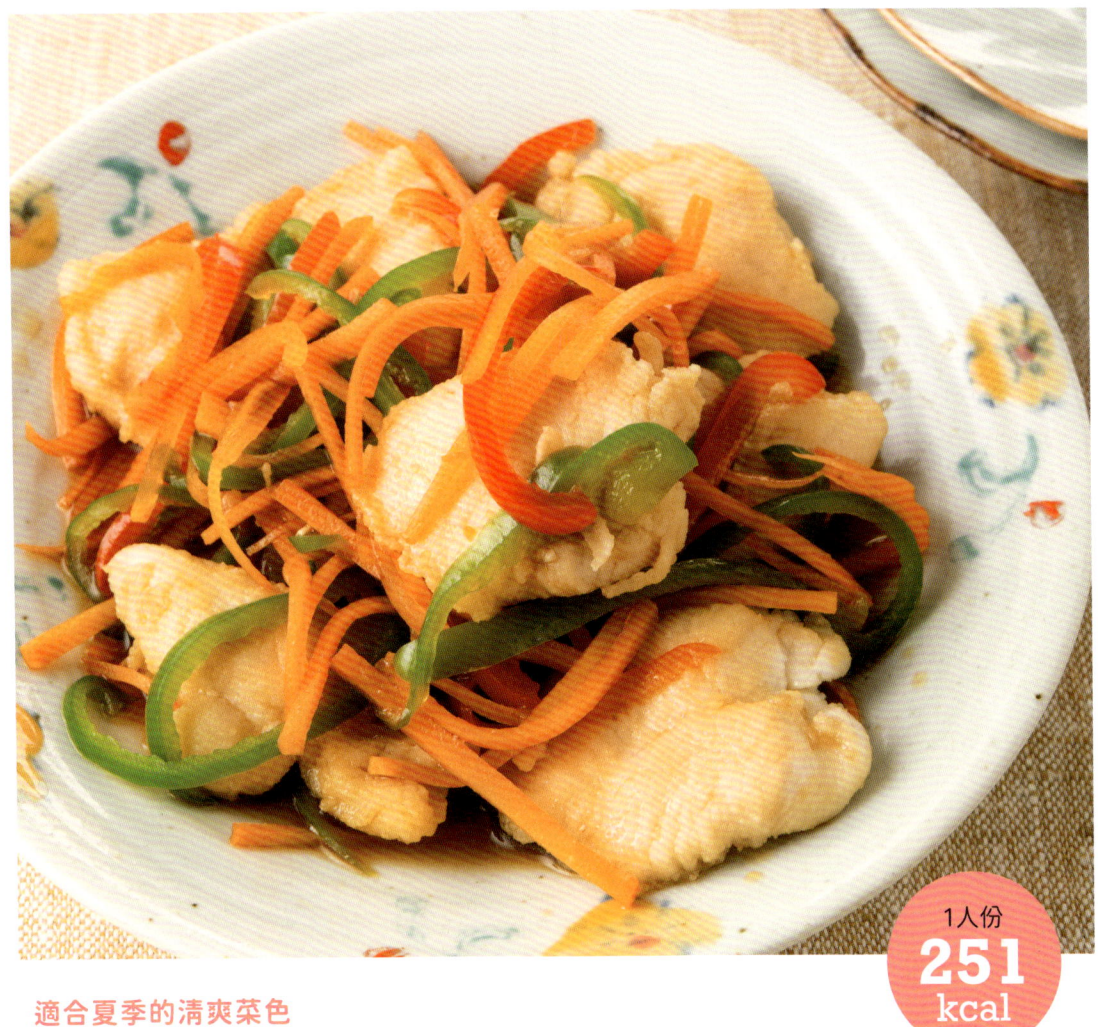

雞柳南蠻漬

1人份
251 kcal

材料 （2人份）

A ┌ 小魚乾高湯 ············ 1/4～1/2杯
　├ 醋、醬油 ················ 各2大匙
　└ 砂糖 ······················· 1大匙
薑 ···························· 約1片（4cm）
青椒 ······························ 2顆
紅椒 ······························ 1/2顆
胡蘿蔔 ···························· 1/4根
雞柳 ···················· 4條（200g）
鹽、胡椒 ·························· 少許
在來米粉 ·························· 適量
玄米油 ···························· 適量

料理步驟

1. 將 A 放入大缽中混合備用。

2. 薑切絲。青椒、紅椒和胡蘿蔔切絲。

3. 將 2 的所有材料平鋪在耐熱容器中，鬆鬆覆上保鮮膜，放入微波爐加熱1分30秒～2分鐘。趁熱連湯汁一起倒入 1 拌勻。

4. 雞柳斜切成片，撒上鹽與胡椒，並均勻裹上在來米粉。

5. 平底鍋中加入約1cm高的玄米油並加熱，接著將 4 的雞柳放入鍋中煎炸。熟透後趁熱放入 3 浸泡。靜置15～20分鐘待入味後即可裝盤。

Part 3 簡單又美味！「可輕鬆實踐的食譜」

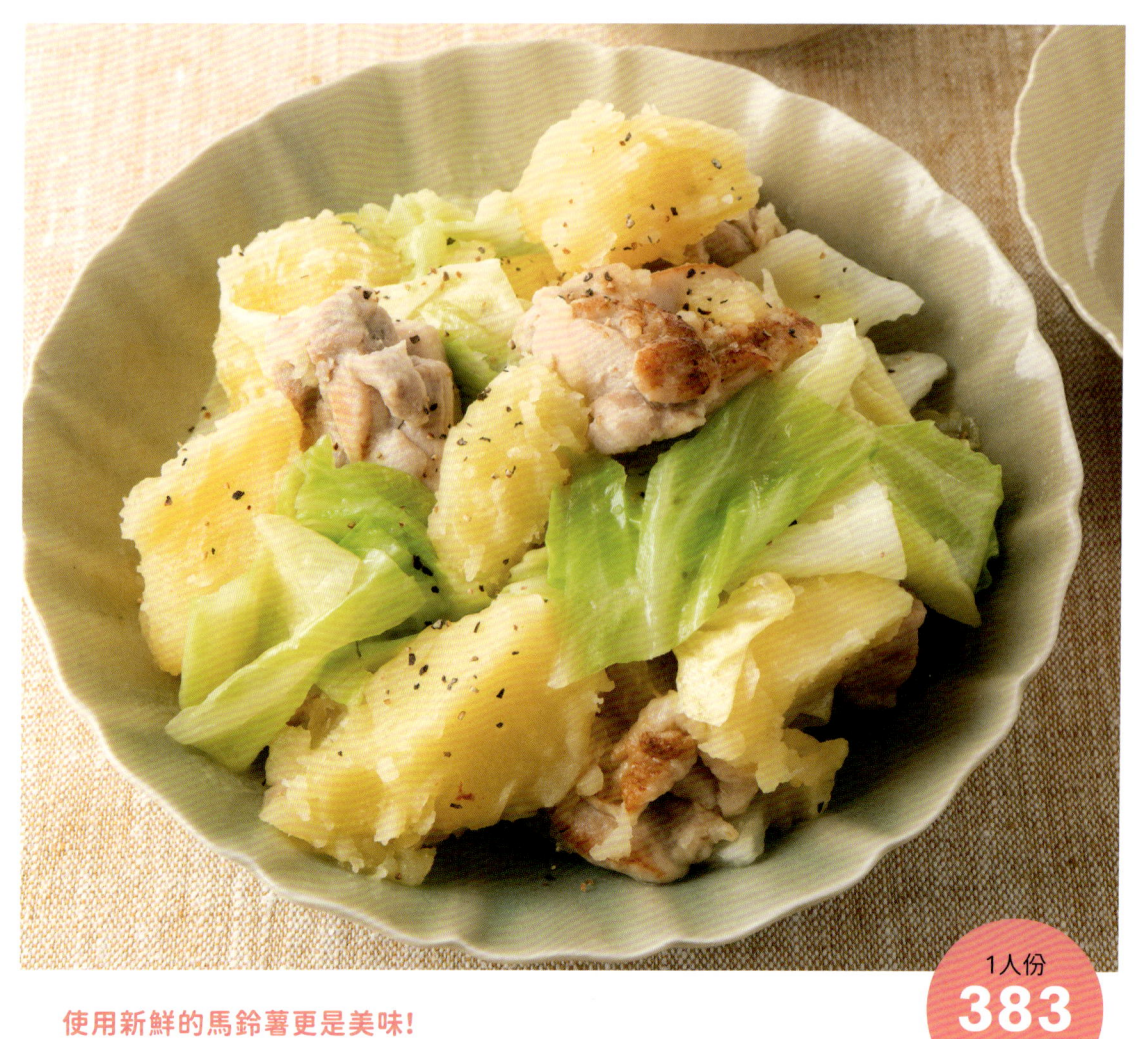

使用新鮮的馬鈴薯更是美味!

鹽味馬鈴薯燉雞肉高麗菜

1人份
383 kcal

材料 (2人份)

雞腿肉	1片（220g）
砂糖	1小匙
鹽	1/3小匙
馬鈴薯	2顆
高麗菜	4片
奶油	10g
水	1/2杯
酒	3大匙
鹽	1/4小匙
粗胡椒粒	少許

料理步驟

1. 去除雞肉多餘的脂肪與細筋，切成一口大小，以砂糖和鹽搓揉入味。馬鈴薯削皮後切成6～8等分的小口大小，泡水後再稍微瀝乾水分。高麗菜切成小片。

2. 在深平底鍋中放入奶油，以中強火加熱，待奶油融化後將**1**的雞肉皮朝下排放在鍋中。雞肉兩面煎到微上色後，加入**1**的馬鈴薯、水和酒，蓋上鍋蓋，以中火煮約10分鐘。接著鋪上**1**的高麗菜後再度蓋上鍋蓋，繼續煮約5分鐘。

3. 最後以鍋底醬汁溶解鹽，全體翻炒拌勻至裹上醬汁後裝盤，撒上粗胡椒粒。

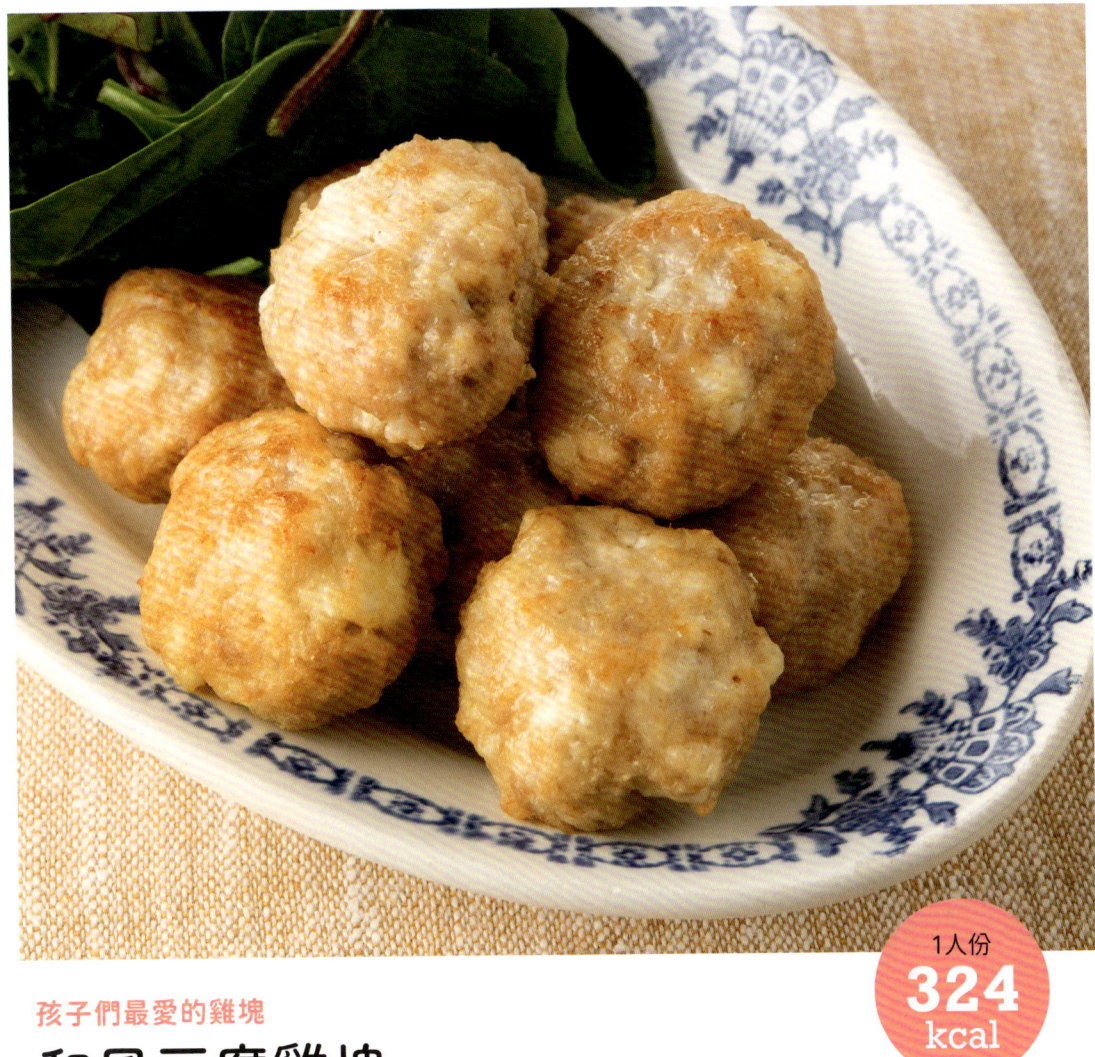

Part 3 簡單又美味！「可輕鬆實踐的食譜」

1人份
324 kcal

孩子們最愛的雞塊
和風豆腐雞塊

材料（2人份）

板豆腐	1/2塊（150g）
雞絞肉	150g
燕麥片	2大匙（16g）
Ⓐ 太白粉	1大匙
味噌	2小匙
薑泥	1小匙
胡椒	少許
玄米油（用於油炸）	適量
貝比生菜	適量

料理步驟

1. 板豆腐撕成小塊，放在疊兩層的廚房紙巾上，用力擠壓去除水分。

2. 將雞絞肉與**1**、燕麥片和Ⓐ放入缽中，攪拌至出黏性。

3. 油加熱至160～170°C，將**2**捏成一口大小放入。炸至表面呈金黃色並浮起後，撈出放在瀝油盤中瀝油。接著裝盤並搭配貝比生菜。

1人份
238
kcal

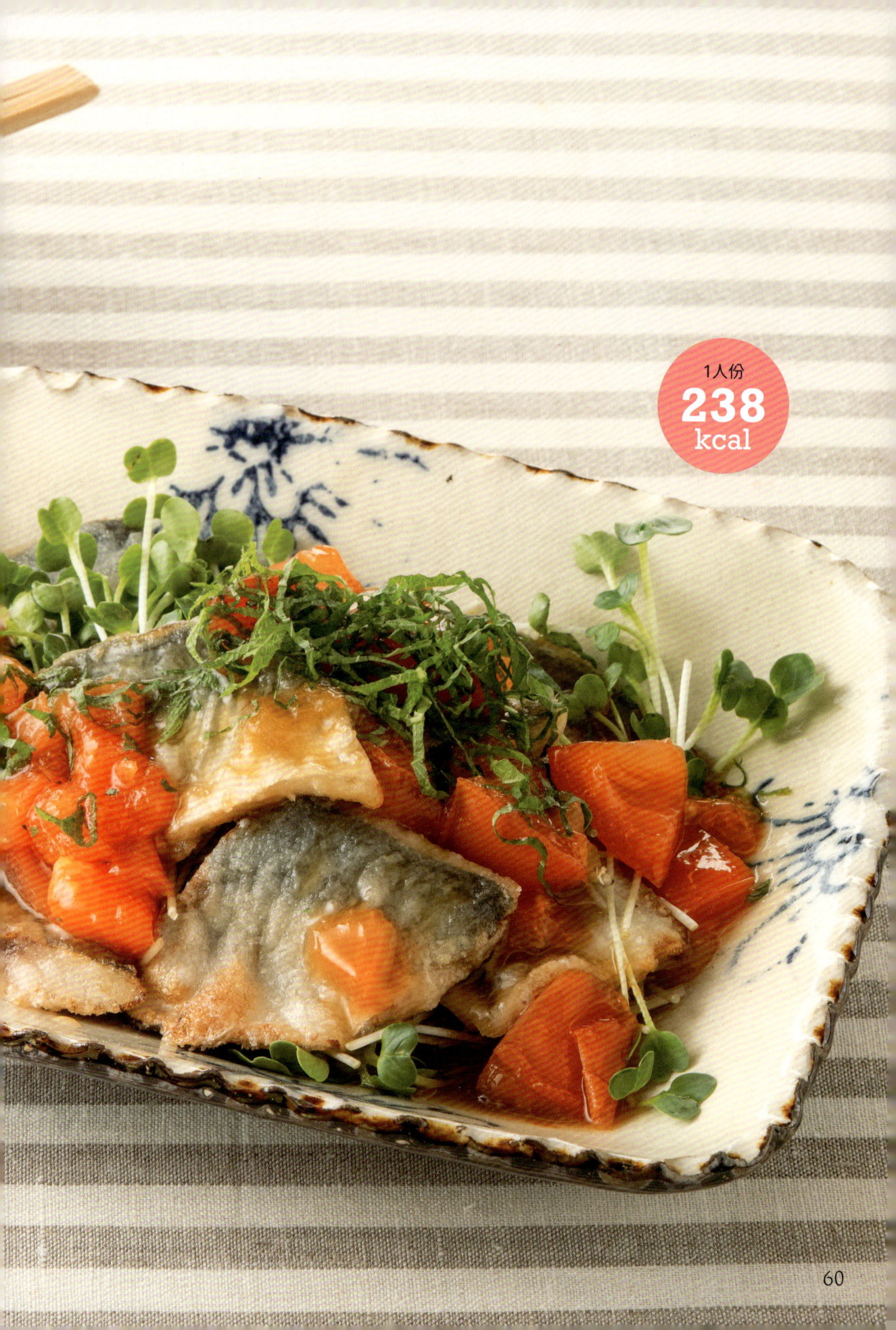

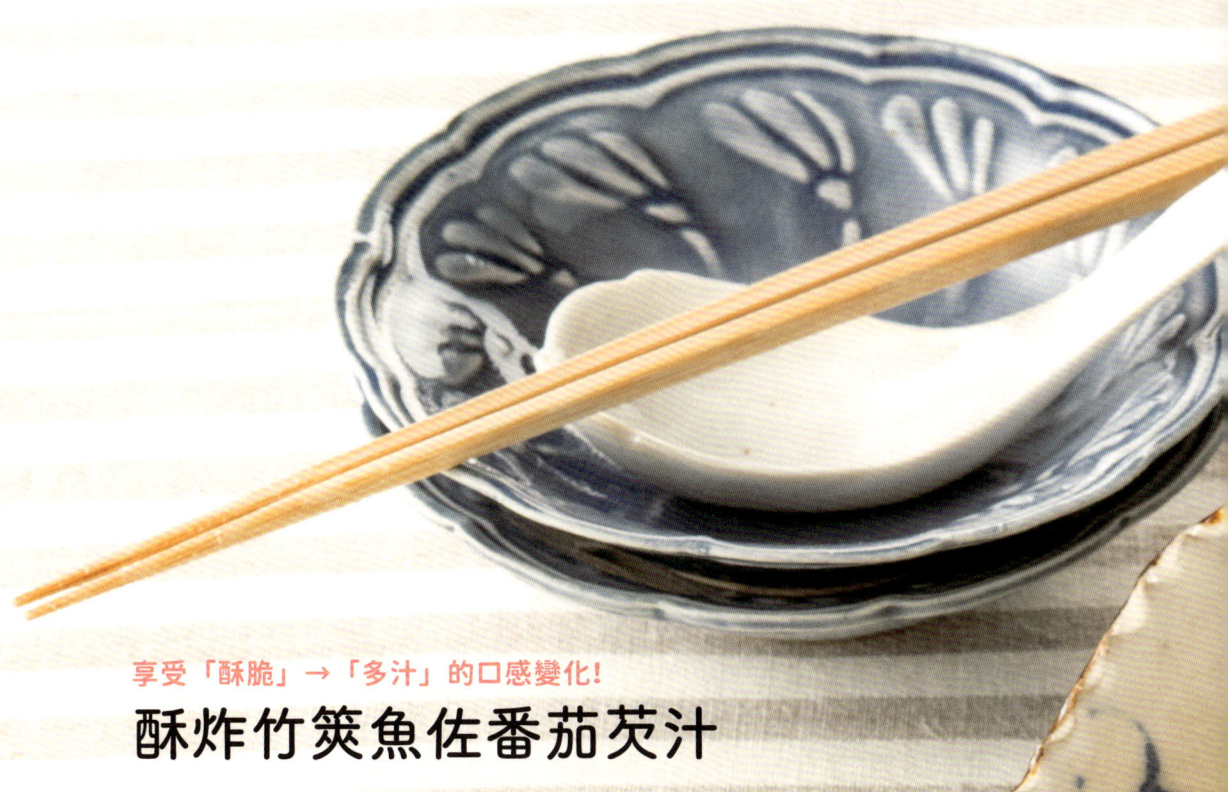

享受「酥脆」→「多汁」的口感變化!
酥炸竹筴魚佐番茄芡汁

材料 (2人份)

竹筴魚（片成3枚切※）	2隻
橙醋醬油	2小匙
大番茄	1顆
蘿蔔嬰	1/2盒
紫蘇葉	6片
A 小魚乾高湯	3/4杯
醬油、砂糖	各4小匙
酒	1大匙
太白粉水	(太白粉…2小匙、水…1大匙)
太白粉	適量
油炸用油	適量

料理步驟

1. 以廚房紙巾輕壓竹筴魚吸取多餘水分，切半後繞圈淋上橙醋醬油。番茄切成2cm方塊。蘿蔔嬰切掉根部。紫蘇葉切絲。

2. 在小鍋中倒入 A 以中強火煮沸。放入 1 的番茄再次煮沸後，加入太白粉水勾芡。

3. 將 1 的竹筴魚裹上太白粉，在加熱至170°C的熱油中炸至酥脆。魚瀝油後裝盤，撒上 1 的蘿蔔嬰，淋上 2，最後再放上 1 的紫蘇絲。

※三枚切(3枚おろし)，日式刀工術語，指的是將魚去頭、去內臟後，沿著中骨剖開，將魚肉片成三塊。

Part 3 簡單又美味！「可輕鬆實踐的食譜」

最適合當下酒菜！

沙丁魚紫蘇捲

材料 （2人份）

沙丁魚	4隻
鹽、胡椒	少許
紫蘇葉	8片
味噌	2小匙
芝麻油	1小匙
一味辣椒粉	適量

料理步驟

1. 將沙丁魚片成3枚切，取下腹骨，撒上鹽和胡椒。將紫蘇葉縱切成兩半。

2. 將1的沙丁魚肉均勻抹上味噌，並排放2片1的紫蘇葉，接著從靠近自己的那一端開始捲，捲好後用牙籤固定。其餘的沙丁魚也依此方式處理。

3. 平底鍋抹上芝麻油，將2並排放入鍋中後開火，不斷翻動煎至表面金黃後裝盤，依個人口味撒上一味辣椒粉。

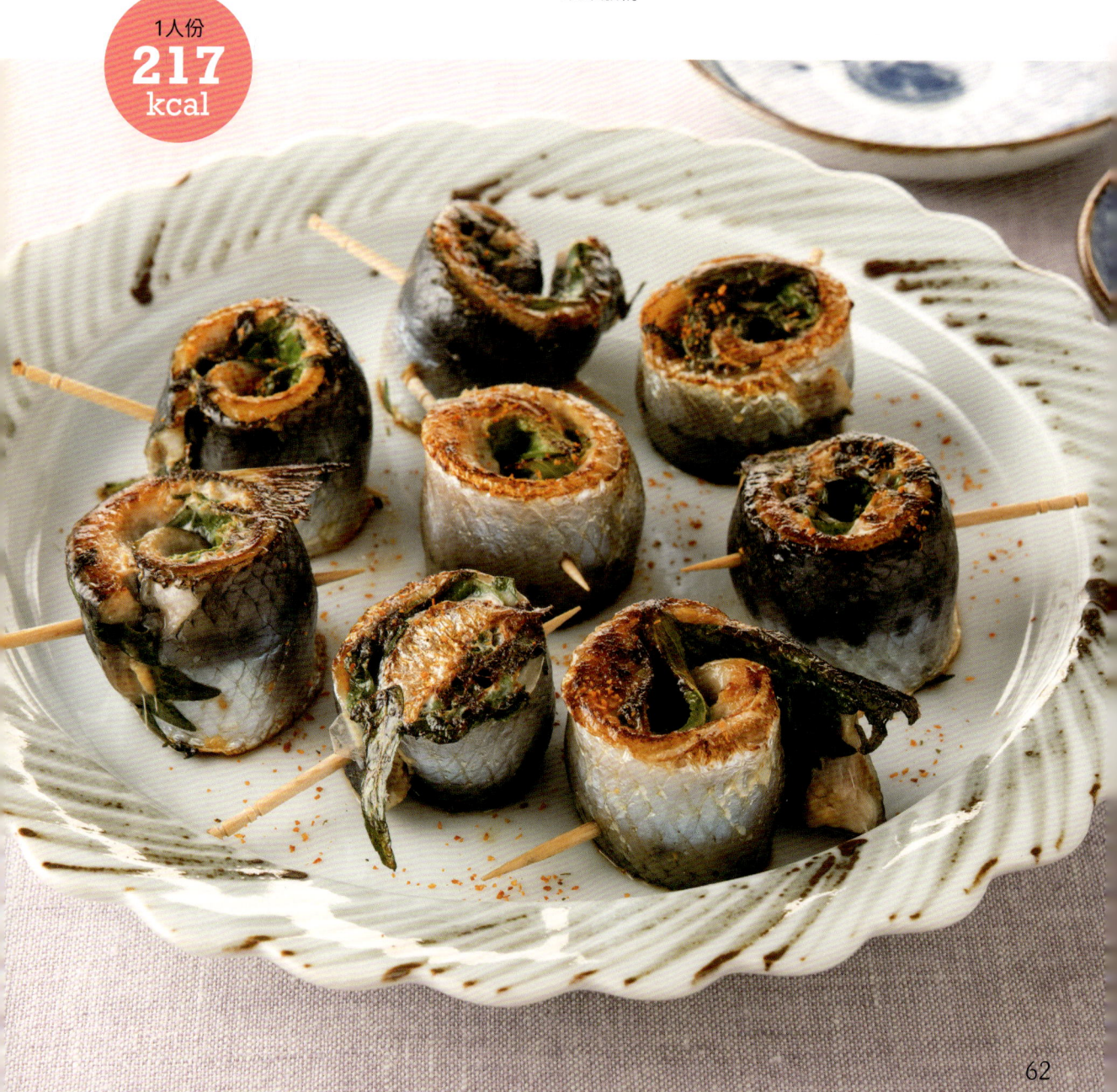

1人份 217 kcal

蘿蔔香氣帶來清爽滋味

蘿蔔泥燉煮鰤魚

材料（2 人份）

鰤魚切片	2 片（140g）
鹽	1/4 小匙
太白粉	1 大匙
菠菜	1/2 把
紅辣椒（切圓片）	1 撮
A 水	1/2 杯
A 酒	2 大匙
A 醬油	4 小匙
A 砂糖	1 大匙
蘿蔔泥	1 杯

料理步驟

1. 將鰤魚撒鹽靜置約10分鐘。用廚房紙巾輕壓魚肉，吸取滲出的水分，接著撒上太白粉。

2. 菠菜稍微燙過切成容易入口的長度，並徹底擠乾水分。

3. 鍋中加入紅辣椒與 A 後開火。煮沸後加入 **1** 的鰤魚，煮5〜6分鐘至鰤魚熟透。接著加入蘿蔔泥與 **2** 的菠菜，繼續煮1〜2分鐘，最後連著醬汁一起裝盤。

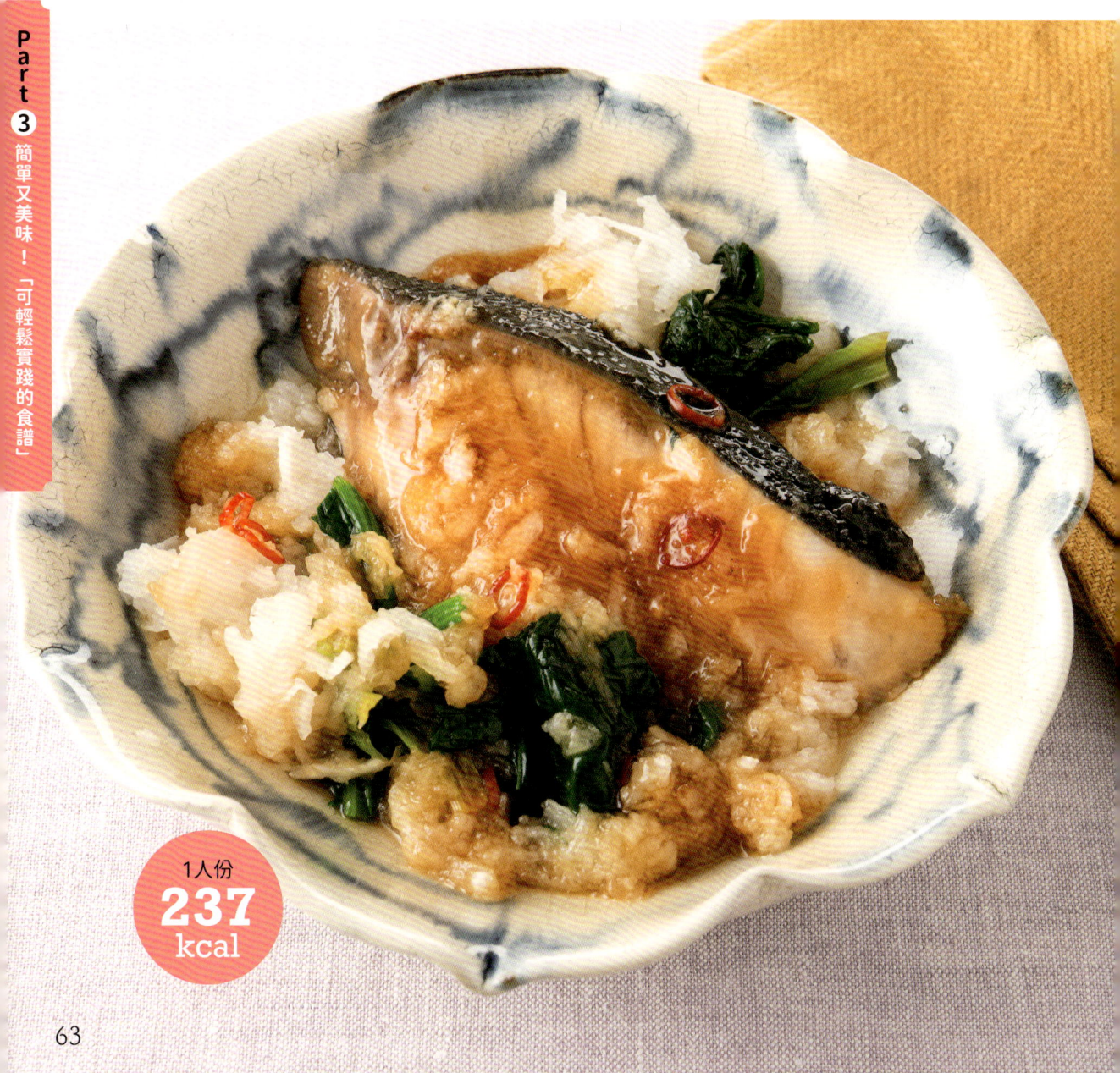

1人份 **237** kcal

Part 3　簡單又美味！「可輕鬆實踐的食譜」

鋪在白飯上製成茶泡飯也很美味！

芝麻味噌煮鯛魚

材料（2 人份）

秋葵	6 小根
紅鯛片（最好帶骨）	2 片
A 小魚乾高湯	3/4 杯
酒	1/4 杯
味噌	1 又 1/2 大匙
砂糖	1 大匙
醬油	1 小匙
純辣椒粉	1/3 小匙
白芝麻粉	2 大匙

料理步驟

1. 秋葵去掉蒂頭周圍的部分後川燙。以廚房紙巾輕壓鯛魚，吸取多餘的水分。

2. 鍋中加入 A 後開火，煮沸後放入 1 的鯛魚，以鋁箔紙等蓋住煮 7～8 分鐘。

3. 取下鋁箔紙繼續燉煮至醬汁變濃稠，煮的過程需不斷地將醬汁繞圈淋在鯛魚上。加入白芝麻粉，晃動鍋子使鯛魚裹上醬汁。盛裝至容器，擺上 1 的秋葵並淋上醬汁。

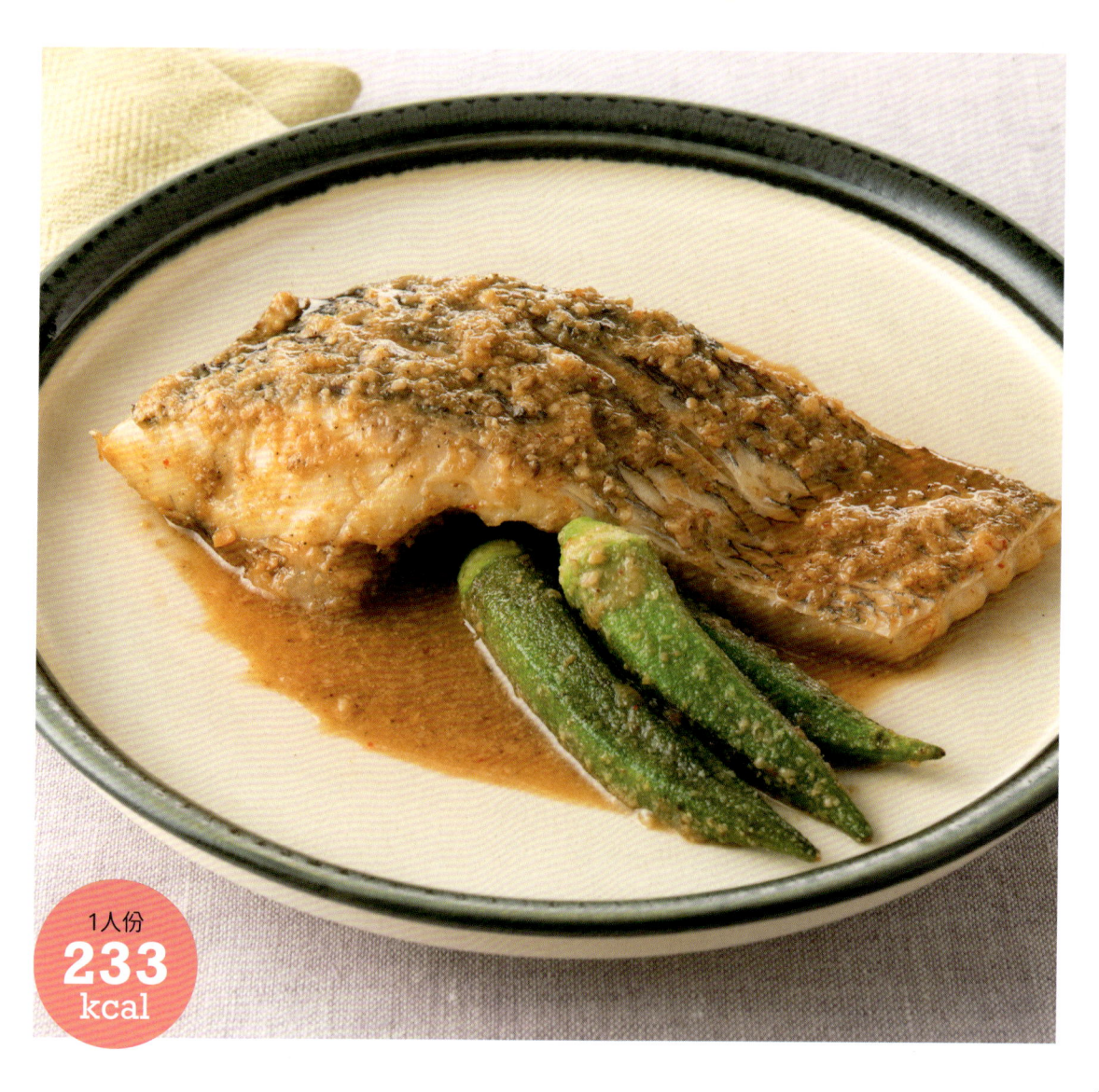

1人份
233 kcal

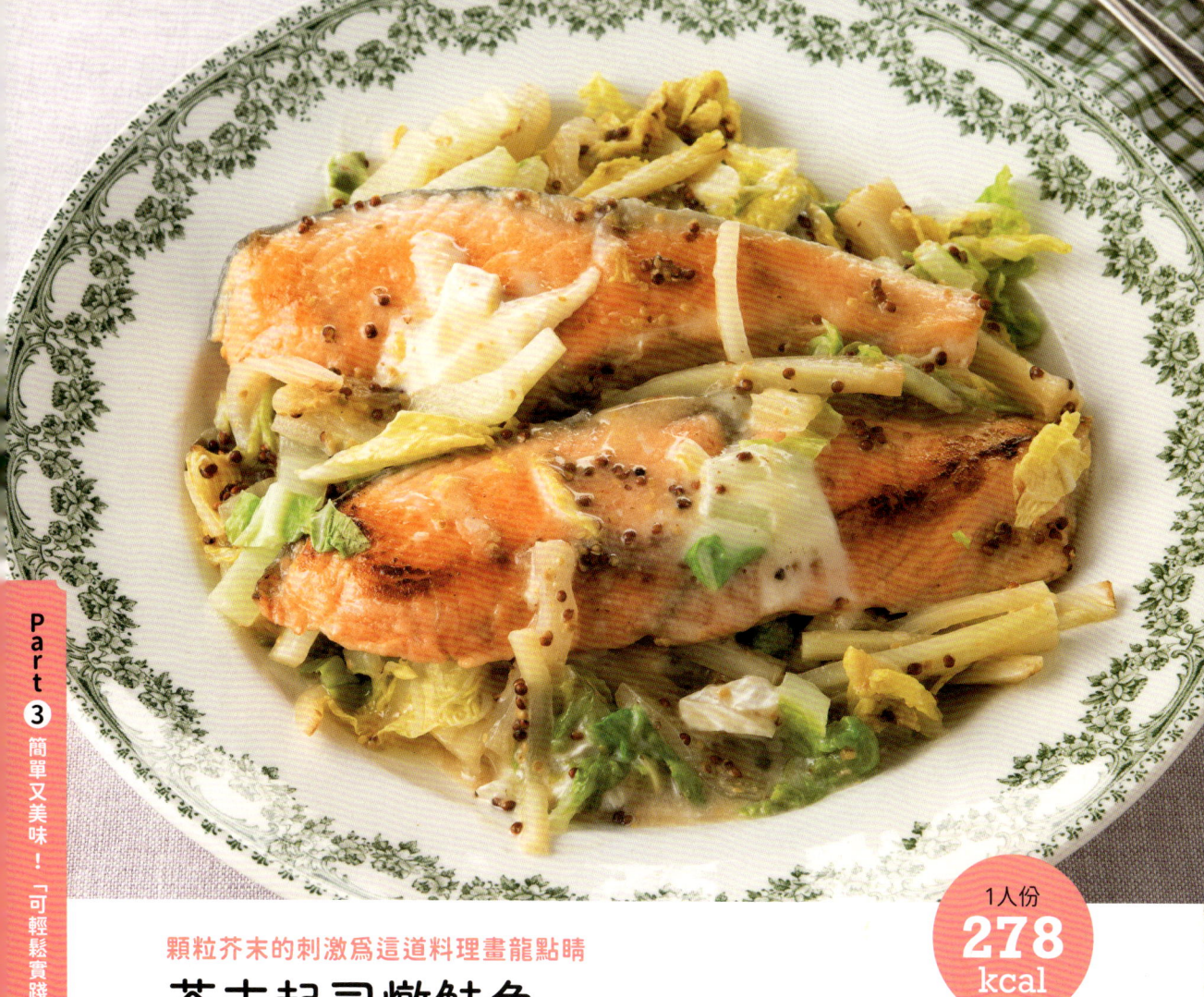

Part 3 簡單又美味！「可輕鬆實踐的食譜」

顆粒芥末的刺激為這道料理畫龍點睛

芥末起司燉鮭魚

1人份 **278** kcal

材料 （2人份）

鮭魚片	2片（200g）
鹽、胡椒（鮭魚用）	少許
在來米粉	適量
白菜	2片

Ⓐ
水	1/3杯
顆粒芥末	1大匙
砂糖	1小匙

橄欖油	1/2大匙
白葡萄酒	2大匙
卡門貝爾起司	40g
鹽、胡椒（最後調味用）	少許

料理步驟

1. 以廚房紙巾輕壓鮭魚，吸取多餘的水分，接著斜切成2～3等分。撒上鹽、胡椒、在來米粉。白菜縱向切半後，再橫向切絲。

2. 將Ⓐ混合。

3. 平底鍋倒入橄欖油加熱，將**1**的鮭魚並排放入，兩面稍微煎過後，均勻撒入白葡萄酒。煮至沸騰後，將鮭魚移到鍋邊，並在空出的位置鋪上**1**的白菜，再將**2**繞圈倒入，蓋上鍋蓋蒸煮約5分鐘。

4. 等白菜變軟後打開鍋蓋，將卡門貝爾起司撕成小塊撒入。將鍋子繞大圈邊混合邊使鮭魚裹上起司，繼續煮1～2分鐘，直到湯汁略微濃稠。最後以鹽與胡椒調味後裝盤。

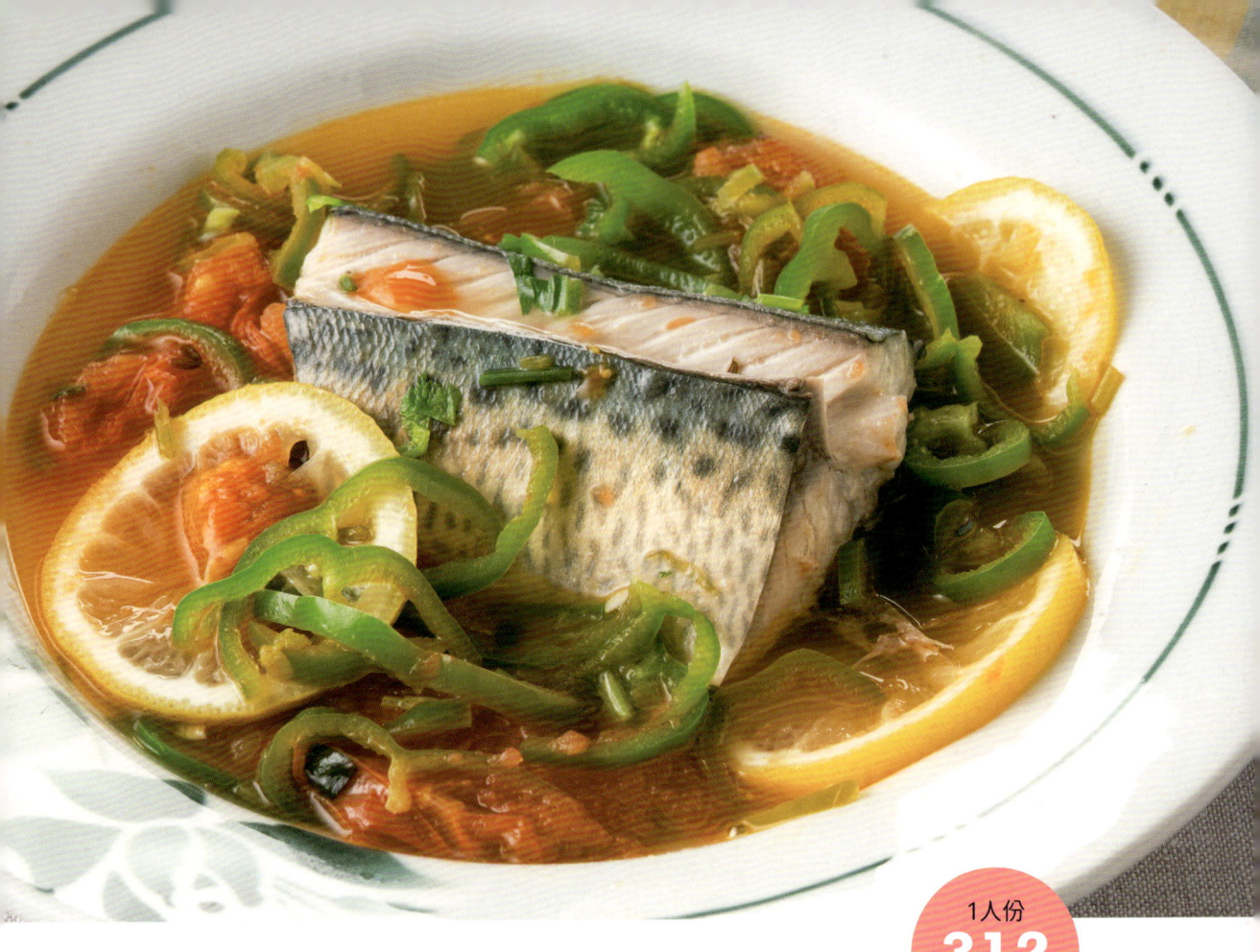

彷彿正統越南料理

南洋風檸檬鯖魚湯

1人份 312 kcal

材料 （2人份）

鯖魚片	半邊（200g）
鹽、胡椒	少許
大番茄	1顆
薑	1/2片
青椒	4個
香菜	少許
橄欖油	2小匙
小茴香籽	1/2小匙
A 水、白葡萄酒	各1/4杯
A 檸檬汁	1大匙
A 魚露、砂糖	各1小匙
檸檬片	6片

料理步驟

1. 以廚房紙巾輕壓鯖魚吸取多餘水分，切半後撒上鹽、胡椒。

2. 番茄切成薄的半圓形。薑切成薄片。青椒縱向切半後再切絲。將香菜的葉與莖分開，分別切碎。

3. 深平底鍋中倒入橄欖油與小茴香籽開小火。當小茴香籽開始劈啪作響時，將1皮朝上並排放入鍋中，稍微煎至上色後關火並暫時取出。

4. 將2的香菜莖撒入同一個平底鍋中，鋪上2的番茄片與薑片，再並排放入3的鯖魚。接著加入A並蓋上鍋蓋，以中小火燉煮。當鯖魚熟透後，撒上2的青椒，並放上檸檬片，再蓋上鍋蓋燜煮2～3分鐘。最後裝盤，撒上2的香菜葉。

只需要切開、擺上、進烤箱！
烤起司豆腐

材料 （2 人份）

板豆腐	1塊（300g）
味噌、砂糖	各1大匙
鯖魚罐頭（水煮）	1罐（190g）
番茄	1顆
卡門貝爾起司	1/2個
巴西利	適量

料理步驟

1. 板豆腐瀝乾，對半切開後放進耐熱容器中。

2. 味噌與砂糖放進缽中混合，接著將鯖魚罐頭連料帶汁倒入，輕輕攪拌均勻。

3. 番茄切成半圓形。卡門貝爾起司切成6〜8等分。

4. 將3的番茄均勻放在1上，再放上2，最後鋪上3的卡門貝爾起司，以小烤箱烤約10〜15分鐘，直至起司融化(如果使用微波爐，則鬆鬆覆上保鮮膜，加熱5〜6分鐘)。最後依喜好撒上巴西利。

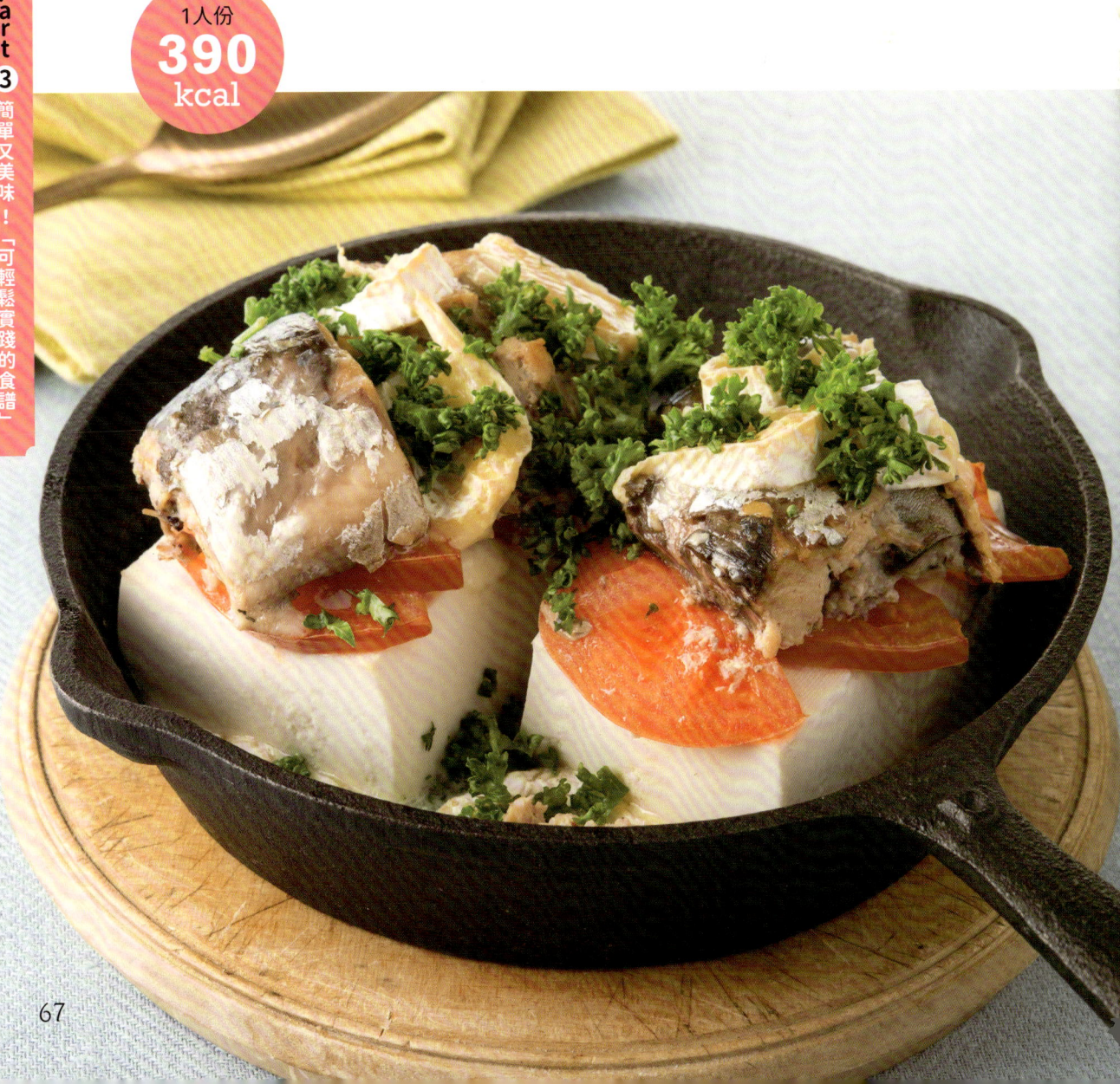

1人份
390 kcal

Part 3 簡單又美味！「可輕鬆實踐的食譜」

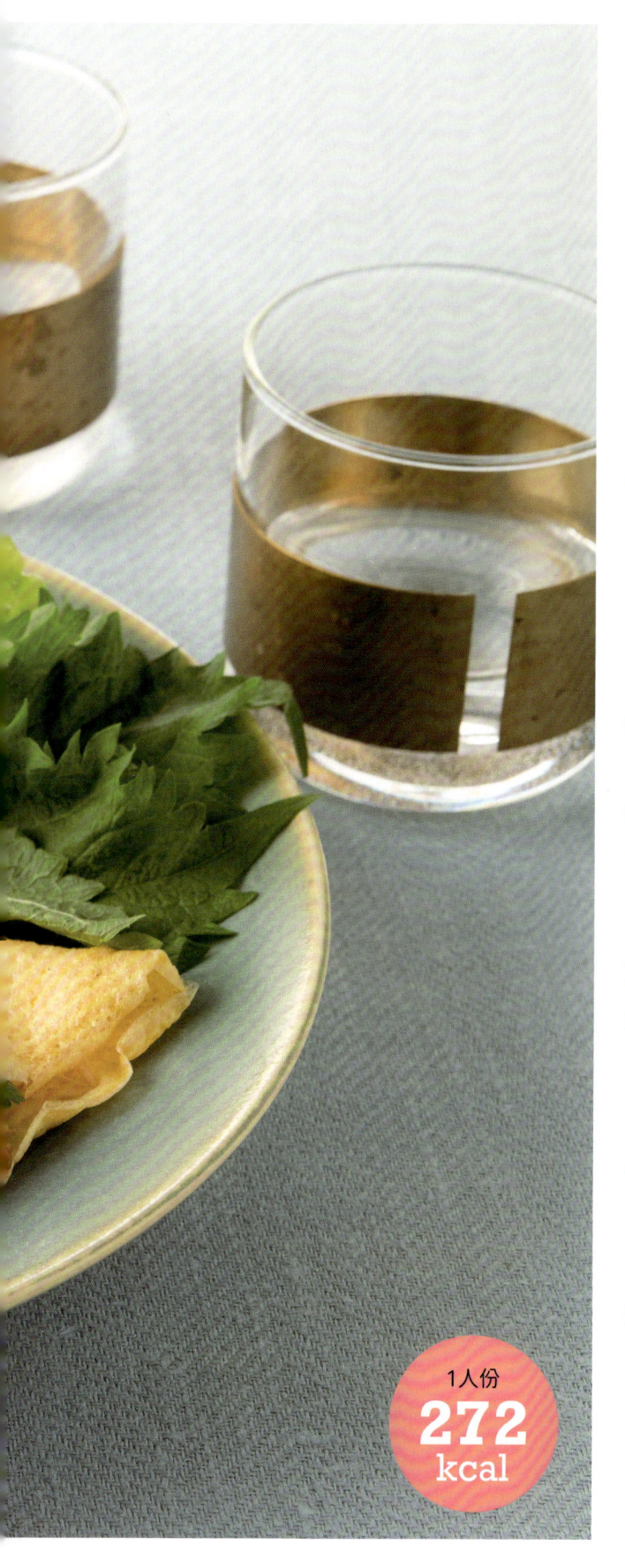

越南風什錦燒

用蛋製成的越式煎餅

材料 (2人份)

香菜	2根
蝦仁	80g
蠔油	1小匙
胡椒	少許
蛋	3顆
A 水	1/4杯
在來米粉	2大匙
薑黃粉	1/4小匙
鹽	少許
橄欖油	4小匙
豆芽	1/2包
萵苣	4～5片
紫蘇葉、薄荷葉	各適量
B 魚露、檸檬汁	各2小匙
砂糖	1小匙
紅辣椒（切片）	1/2根

料理步驟

1. 香菜摘下葉子，莖切成粗粒。蝦仁從背部縱向切開去除腸泥，接著以蠔油及胡椒揉捏入味。

2. 蛋打散後加入 A 拌勻。

3. 平底鍋加入橄欖油(2小匙)，以中強火加熱，加入1的蝦仁、香菜莖和豆芽拌炒至豆芽變軟後關火，盛裝到容器裡並拌入1的香菜葉。

4. 稍微擦拭平底鍋，再倒入橄欖油(1小匙)加熱，將2的蛋液一半倒進鍋中，煎至半熟後轉小火，放上一半的3，對折後裝盤。接著以同樣方式製作另一份。

5. 將撕碎的萵苣、紫蘇葉和薄荷葉一起裝盤。混合 B 製成醬汁，淋在煎餅上食用。

1人份
272 kcal

68

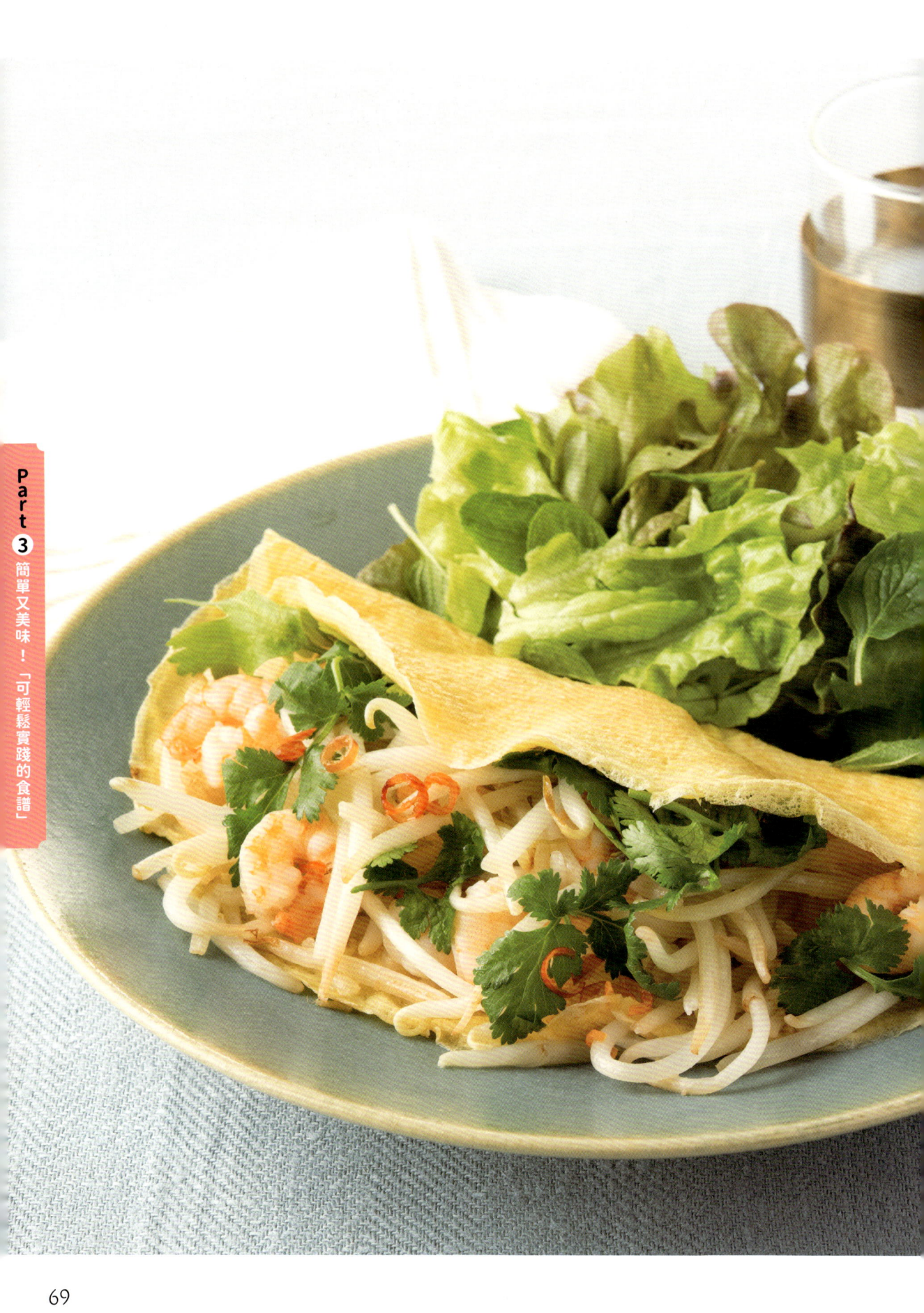

Part 3 簡單又美味！「可輕鬆實踐的食譜」

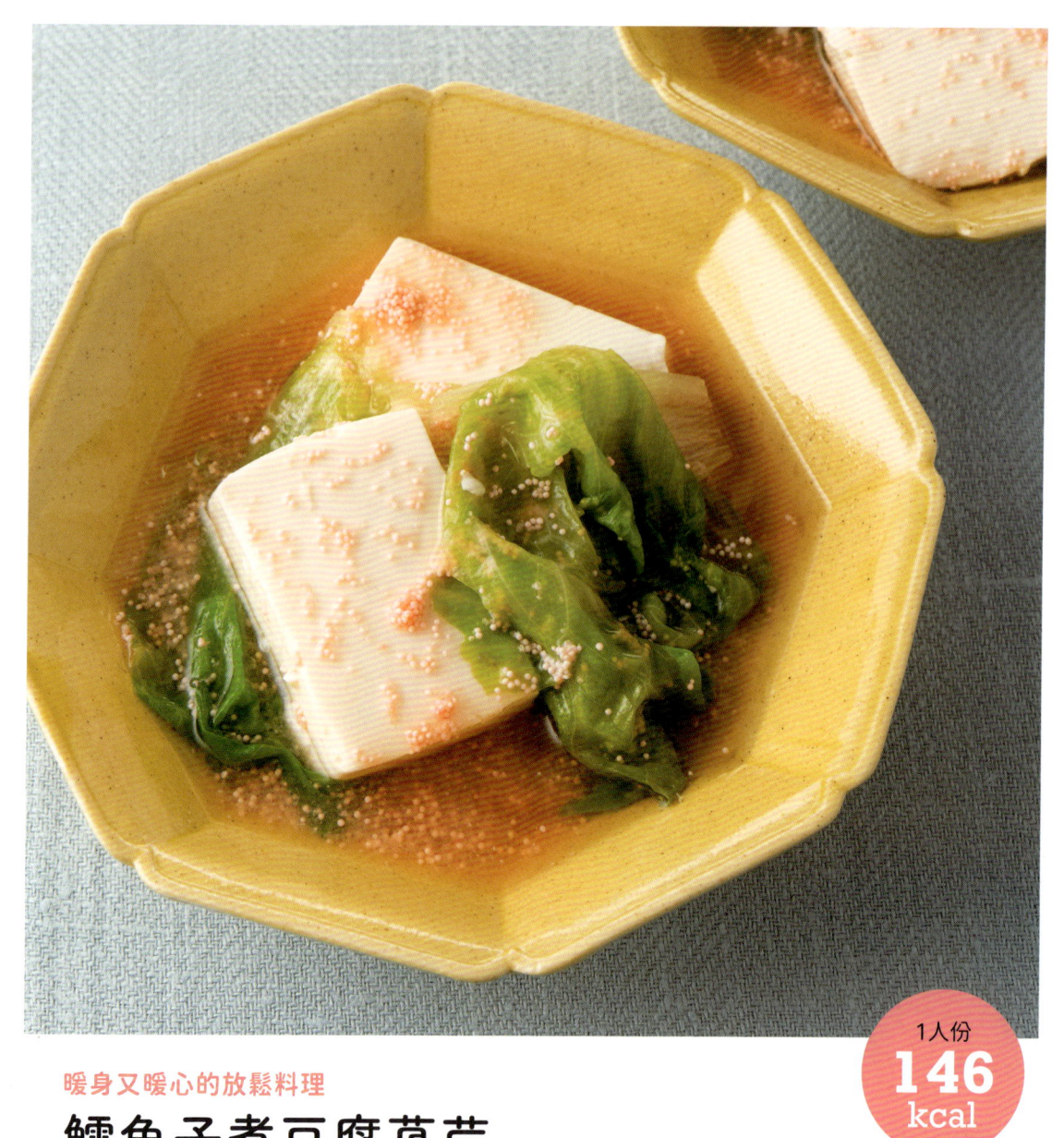

暖身又暖心的放鬆料理

鱈魚子煮豆腐萵苣

1人份 146 kcal

材料 （2人份）

板豆腐	小塊1塊（200g）
鱈魚子	1/2片（60g）
萵苣	4～5片
小魚乾高湯	1杯

Ⓐ
- 酒……一大匙
- 醬油、芝麻油……各1/2小匙
- 鹽（最好使用海藻鹽）……1/4～1/3小匙

太白粉水……（太白粉…2小匙、水…4小匙）

料理步驟

1. 板豆腐切成4～6等分。鱈魚子縱向切開，擠出裡面的魚卵。萵苣撕成一口大小。

2. 小魚乾高湯放入鍋中後開火，煮沸後加入**1**的鱈魚子並攪散。當鱈魚卵變色後，加入Ⓐ混合，再加入**1**的豆腐和萵苣，以中小火煮約2～3分鐘。最後加入太白粉水勾芡後裝盤。

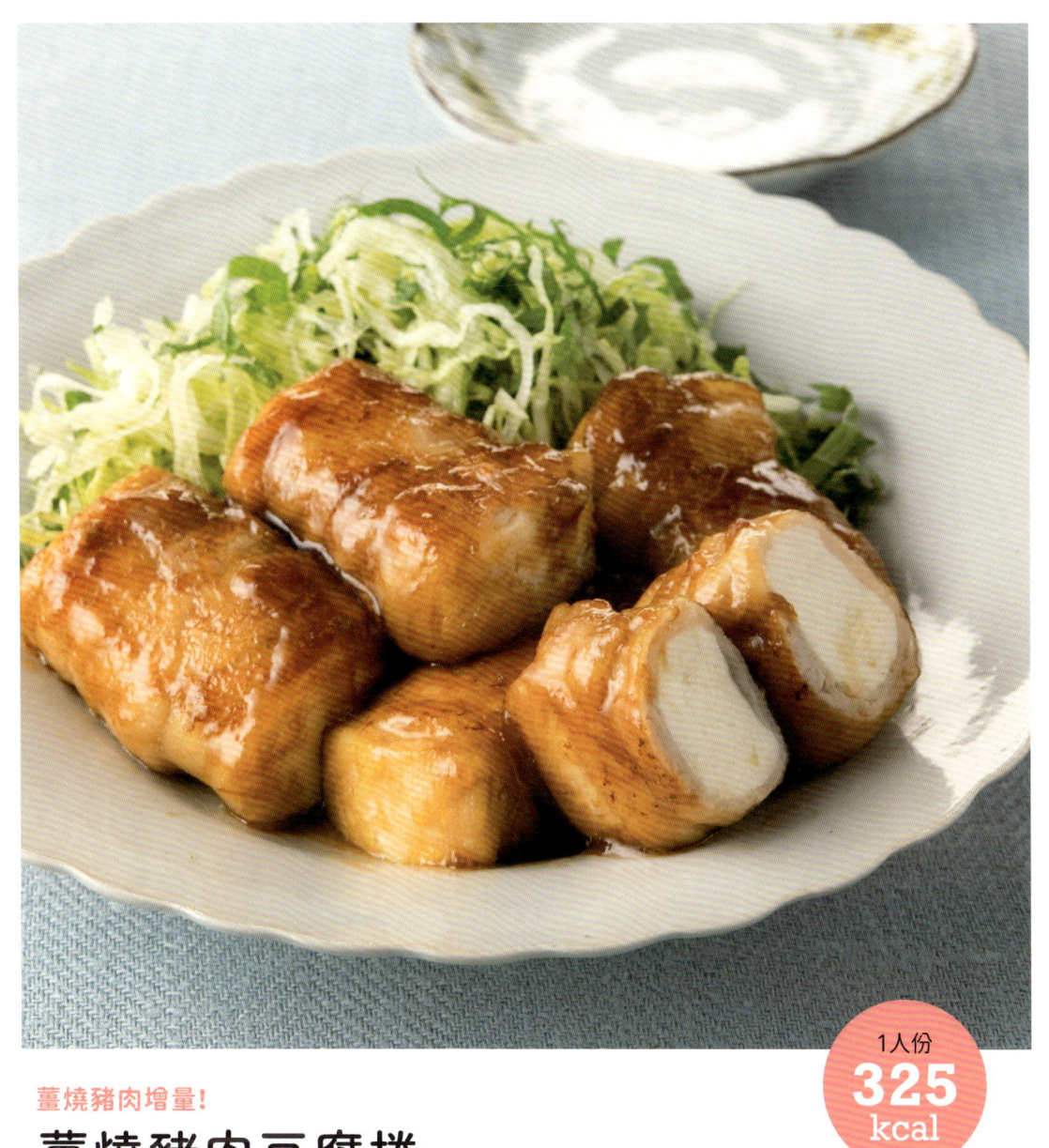

薑燒豬肉增量！

薑燒豬肉豆腐捲

1人份 325 kcal

材料（2人份）

板豆腐	1小塊（200g）
萵苣	4～5片
紫蘇葉	6片
Ⓐ 酒	2大匙
醬油、砂糖	各1又1/2大匙
薑泥	約1大匙
火鍋豬肉片	6片
鹽	少許
太白粉	適量
芝麻油	1/2大匙

料理步驟

1. 板豆腐瀝乾水分後切成6等分。
2. 萵苣與紫蘇葉切絲並混合。
3. 將Ⓐ混合。
4. 豬肉片攤開撒上鹽，放上 **1** 的板豆腐，一個個捲起，撒上太白粉。
5. 平底鍋倒入芝麻油加熱，將 **4** 並排放入鍋中煎至整體上色後倒入 **3**，翻面收乾並裹上醬汁。裝盤後擺上 **2**。

Part ③ 簡單又美味！「可輕鬆實踐的食譜」

71

副菜&湯品食譜

營養豐富又有益腸道！
介紹27道副菜與湯品的食譜。

重點是輕輕攪拌以免番茄破碎
白芝麻涼拌番茄

材料（2人份）

- 大番茄 …………………………… 1顆
- A
  - 白芝麻粉 …………… 1又1/2大匙
  - 砂糖、醬油 ………………… 各1小匙
  - 鹽 …………………………………… 少許
- 紫蘇葉 …………………………… 2片

料理步驟

1. 番茄切成1口大小的滾刀塊。
2. 在缽中混合 A。加入 1 的番茄、用手撕碎的紫蘇葉，拌勻裝盤。

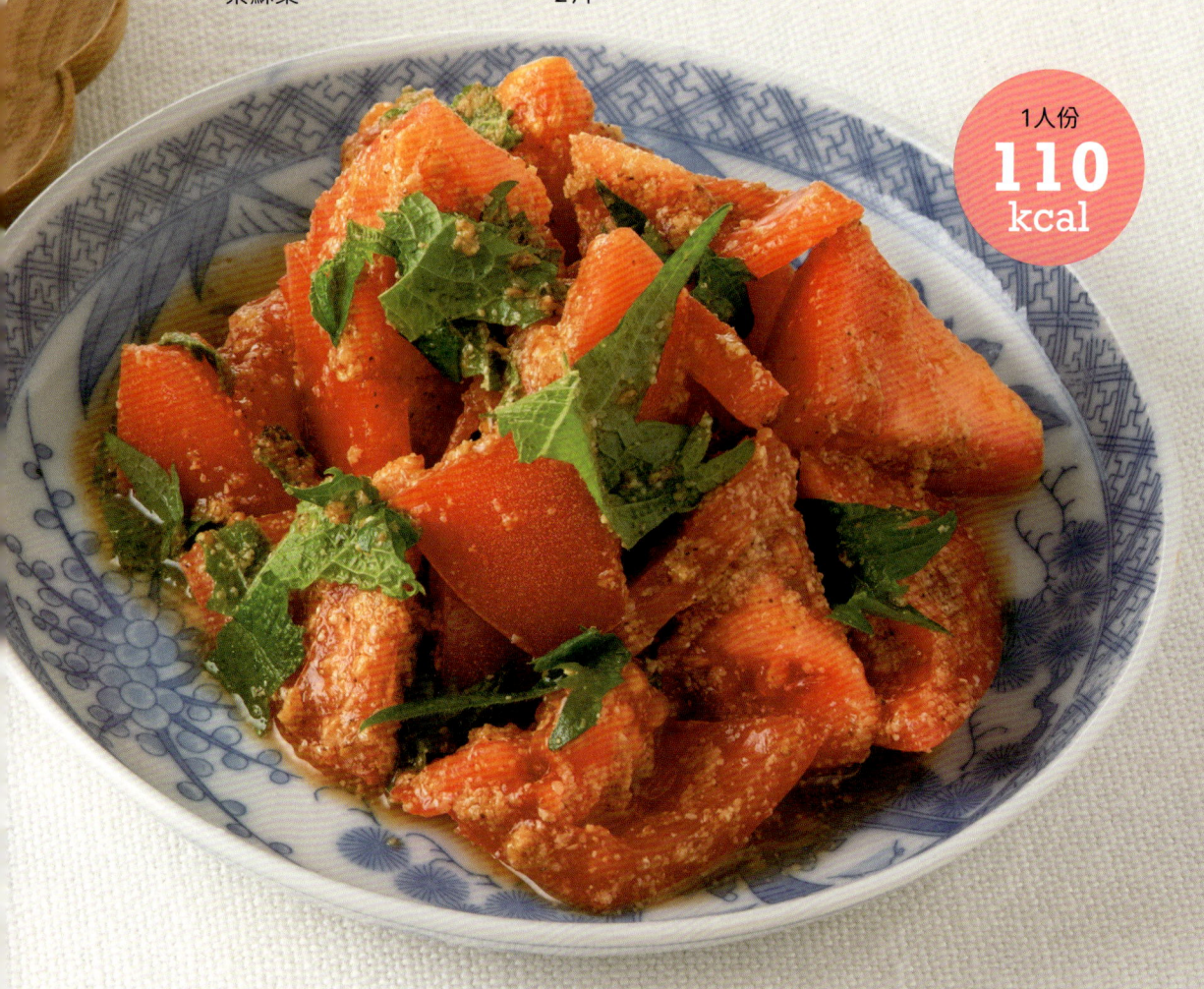

1人份
110 kcal

72

Part 3 簡單又美味！「可輕鬆實踐的食譜」

1人份
190 kcal

美味毋庸置疑！
經典馬鈴薯沙拉

材料（2人份）

馬鈴薯	2顆
小黃瓜	1條
Ⓐ 美乃滋	4小匙
Ⓐ 芥末	1小匙
Ⓐ 砂糖	1/2小匙
鮭魚鬆	50 g
鹽、胡椒	少許

料理步驟

1. 馬鈴薯洗淨後，在潮濕的狀態下分別用烘焙紙包裹，再用保鮮膜包住，放進微波爐加熱3分鐘，翻面後再加熱3分鐘。

2. 小黃瓜切成圓形薄片。

3. 將Ⓐ放入缽中混合備用。

4. 待1的馬鈴薯稍微冷卻後去皮，放入3的缽中，以叉子之類的工具稍微壓碎並混合。加入2的黃瓜片與鮭魚鬆，攪拌至食材混合均勻。最後以鹽、胡椒調味後裝盤。

吻仔魚與芝麻油帶來芳香風味

日式吻仔魚炒馬鈴薯胡蘿蔔絲

材料 （2人份）

胡蘿蔔	1/2根
馬鈴薯	1顆
芝麻油	1/2大匙
吻仔魚乾	8g
水	2～3大匙
紅辣椒（切圓片）	1/2根
A ｜ 砂糖、酒	各2小匙
｜ 醬油	1/2大匙

料理步驟

1. 胡蘿蔔切絲。

2. 馬鈴薯去皮後切絲，接著泡水並以篩網撈起，而後再度泡水，以篩網撈起並徹底瀝乾。

3. 將芝麻油與吻仔魚乾放入平底鍋，開火加熱。當吻仔魚乾開始發出噼啪聲時，依序加入**1**的胡蘿蔔和**2**的馬鈴薯翻炒。接著加入水與紅辣椒片煮沸，再加入Ⓐ。繼續翻炒至收乾後裝盤。

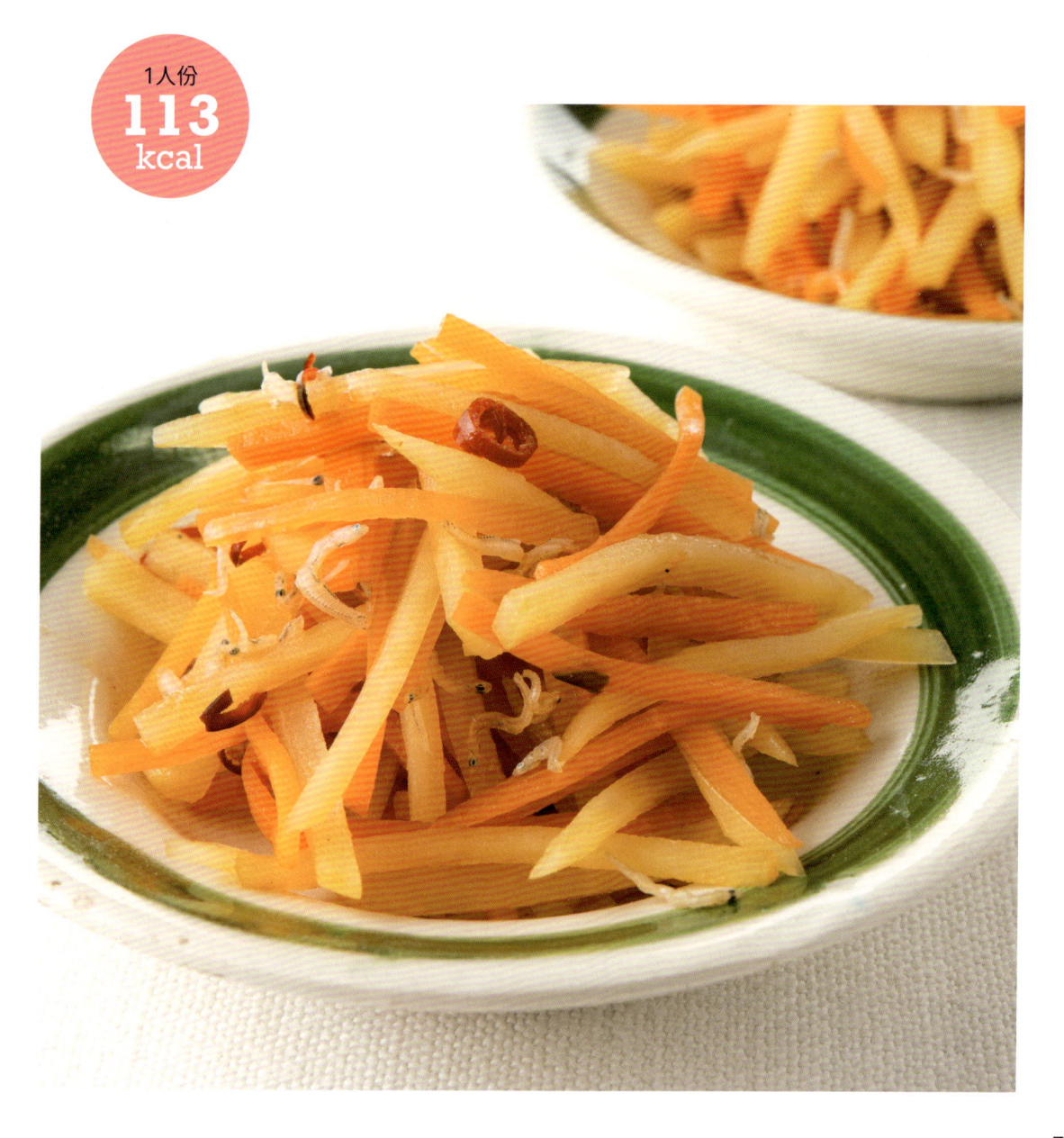

1人份
113 kcal

酸甜滋味令人上癮
芝麻醋拌青椒馬鈴薯絲

> 1人份 **150** kcal

材料（2人份）

馬鈴薯	1顆
青椒	2個
鹽漬海帶芽	40g
A 白芝麻粉	1又1/2大匙
砂糖、醬油	各1/2大匙
醋	2小匙

料理步驟

1. 馬鈴薯切絲。青椒縱向切絲。海帶芽充分洗淨，切成容易入口的大小。
2. 鍋中裝入大量的水並煮沸，將1的馬鈴薯放入，煮2～3分鐘。接著加入1的青椒，和馬鈴薯一起再煮約1分鐘，撈起瀝乾水分。
3. 在缽中混合A，加入2的馬鈴薯、青椒，以及1的海帶芽拌勻後裝盤。

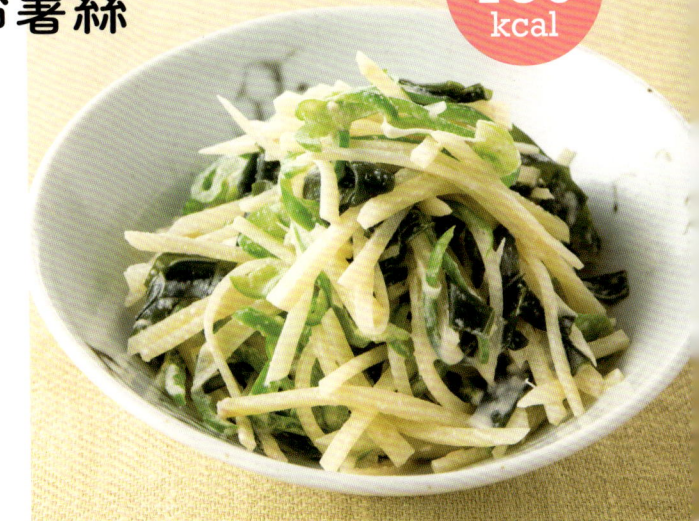

用微波爐就能簡單調理！帶便當也很推薦！
微波培根小松菜

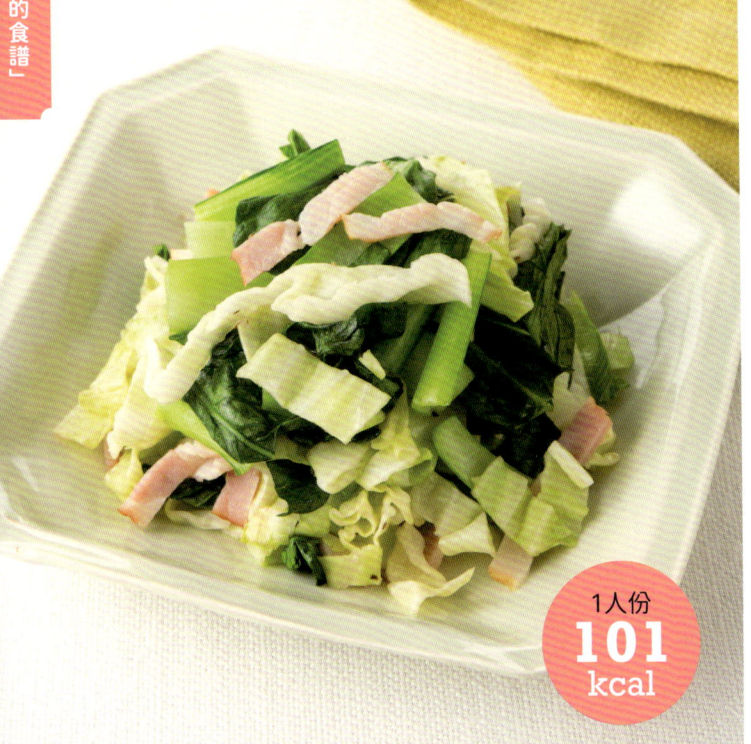

> 1人份 **101** kcal

材料（2人份）

小松菜	1/2把
高麗菜	2片
培根	2片
鹽	1/3小匙
胡椒	少許
醬油	1小匙

料理步驟

1. 小松菜切成約3cm長。高麗菜去芯切半後再切絲。
2. 培根切絲。
3. 將1的小松菜與高麗菜撒上鹽、胡椒，放入耐熱缽中再撒上2，接著將醬油繞圈淋入。鬆鬆覆上保鮮膜，以微波爐加熱2分鐘。上下翻動拌勻後裝盤。

Part 3 簡單又美味！「可輕鬆實踐的食譜」

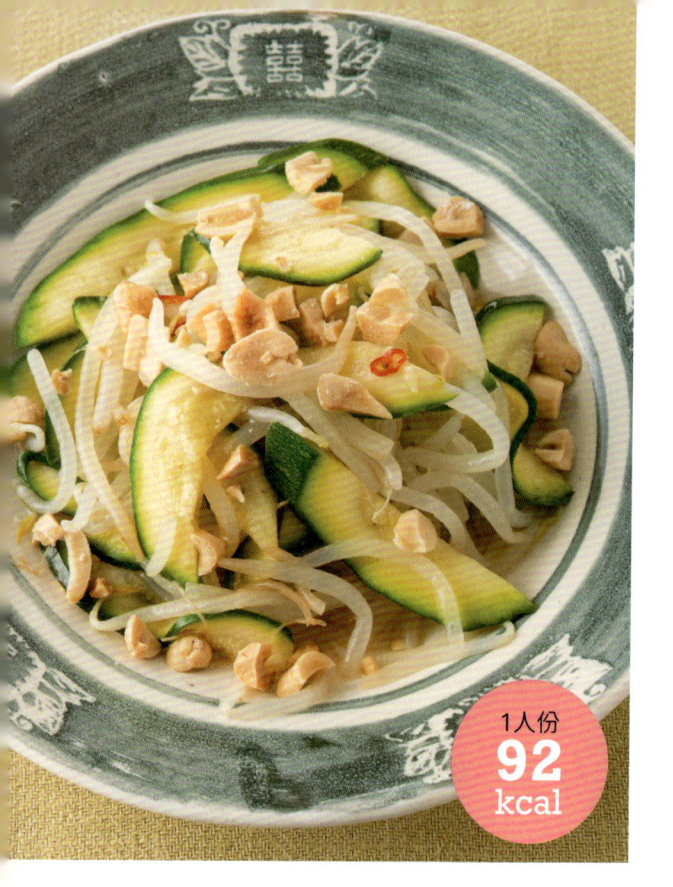

爽脆美味的泰式沙拉
泰式涼拌豆芽菜

材料（2人份）

櫛瓜	1/2根
花生	20g
豆芽菜	小包1包（150g）

A:
- 魚露 ⋯⋯ 1大匙
- 檸檬汁 ⋯⋯ 1大匙
- 砂糖 ⋯⋯ 1小匙
- 紅辣椒（切圓片）⋯⋯ 1根

料理步驟

1. 櫛瓜縱向對半切開，斜切成薄片。花生切粗粒。
2. 在鍋中裝入大量的水煮沸，將豆芽菜與1的櫛瓜放入滾水川燙，撈起後瀝乾，並將水分擠乾。
3. 在缽中混合A。加入2搓揉混合至入味後裝盤，撒上1的花生。

1人份 **92 kcal**

健康的正統中華風沙拉
海藻醋拌豆芽菜冬粉沙拉

材料（2人份）

- 綠豆冬粉（乾）⋯⋯ 15g
- 豆芽菜 ⋯⋯ 1/2包
- 小黃瓜 ⋯⋯ 1條
- 火腿 ⋯⋯ 2片
- 生水雲褐藻 ⋯⋯ 60g

A:
- 熟炒白芝麻粒、醬油、醋、砂糖 ⋯⋯ 各2小匙
- 芝麻油 ⋯⋯ 1小匙
- 辣油 ⋯⋯ 少量

料理步驟

1. 在鍋中裝入大量水煮沸，冬粉放進漏勺中，連著漏勺一起依照包裝上指示的時間煮熟。將漏勺提起，快速沖洗冬粉後瀝乾水分。豆芽菜放進同一鍋水川燙後瀝乾水分。
2. 小黃瓜斜成薄片後再切絲。火腿同樣切絲。水雲褐藻仔細清洗後，以熱水繞圈燙過，瀝乾水分並切成容易入口的長度。
3. 將A、1的冬粉與豆芽、2全部放入缽中拌勻後裝盤。

1人份 **140 kcal**

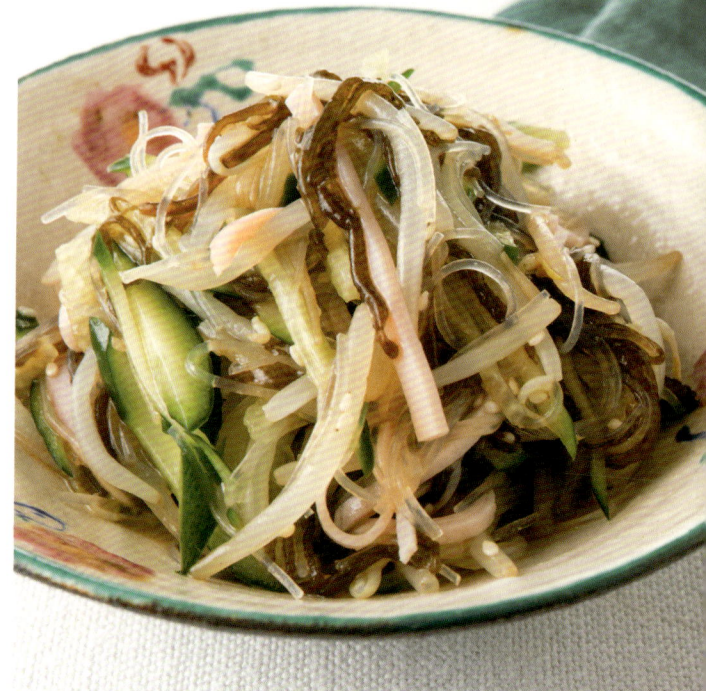

印度風悶炒蔬菜
香料南瓜

材料 (2人份)

南瓜	150g
番茄	1顆
橄欖油	2小匙
小茴香籽	1/3小匙
咖哩粉	1/2小匙
鹽	1/4小匙

料理步驟

1. 將南瓜用保鮮膜包好，放進微波爐加熱1分鐘，再切成一口大小。將番茄切成約1cm的方塊。

2. 將橄欖油和小茴香籽放進平底鍋後開火。待小茴香籽開始嗶啪作響後，加入1的番茄、咖哩粉和鹽，拌炒至番茄軟爛。加入1的南瓜後蓋上鍋蓋，轉小火煮3〜4分鐘。待南瓜熟透後掀開鍋蓋，繼續翻炒至收乾後裝盤。

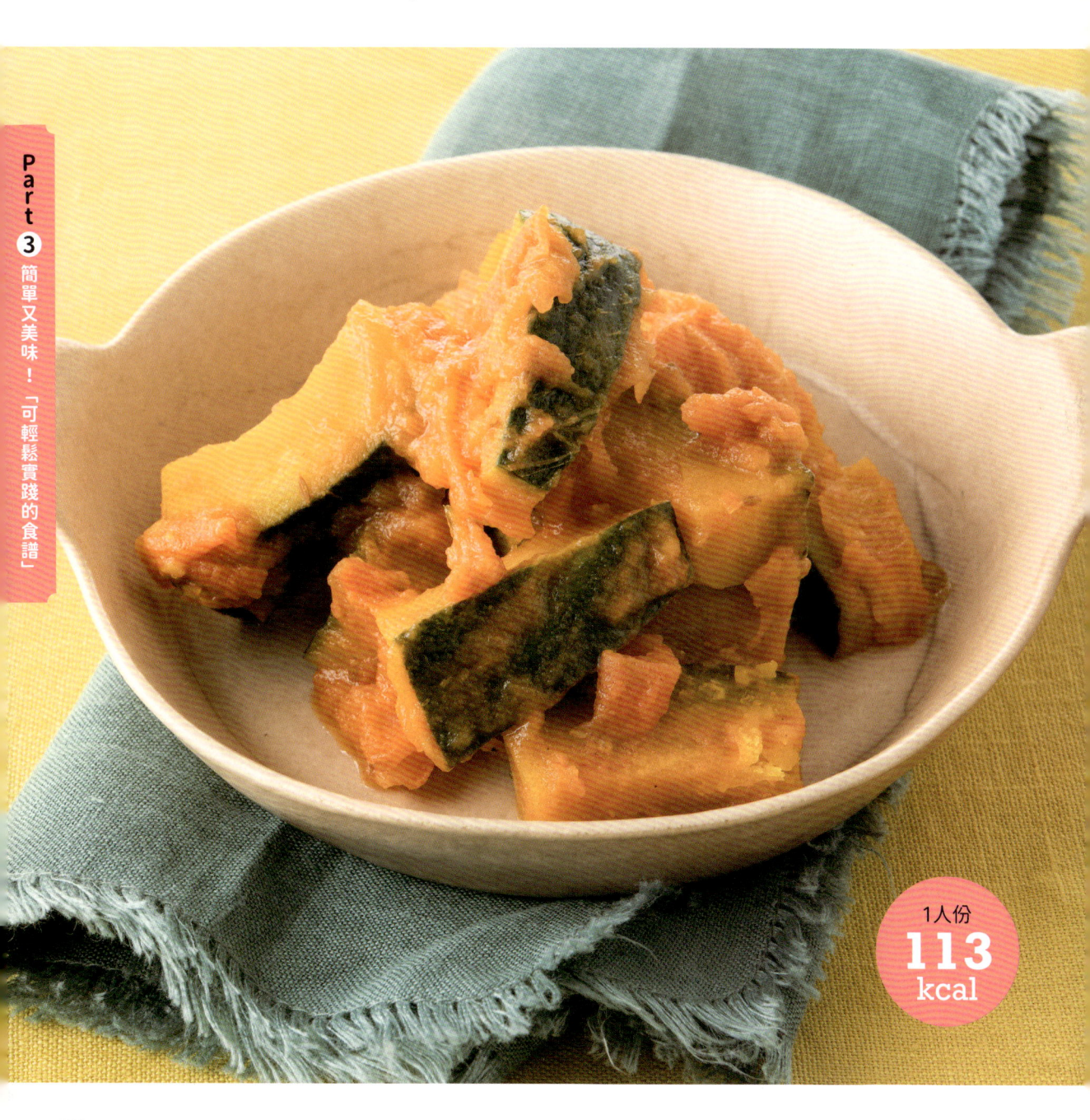

Part 3 簡單又美味！「可輕鬆實踐的食譜」

1人份
113 kcal

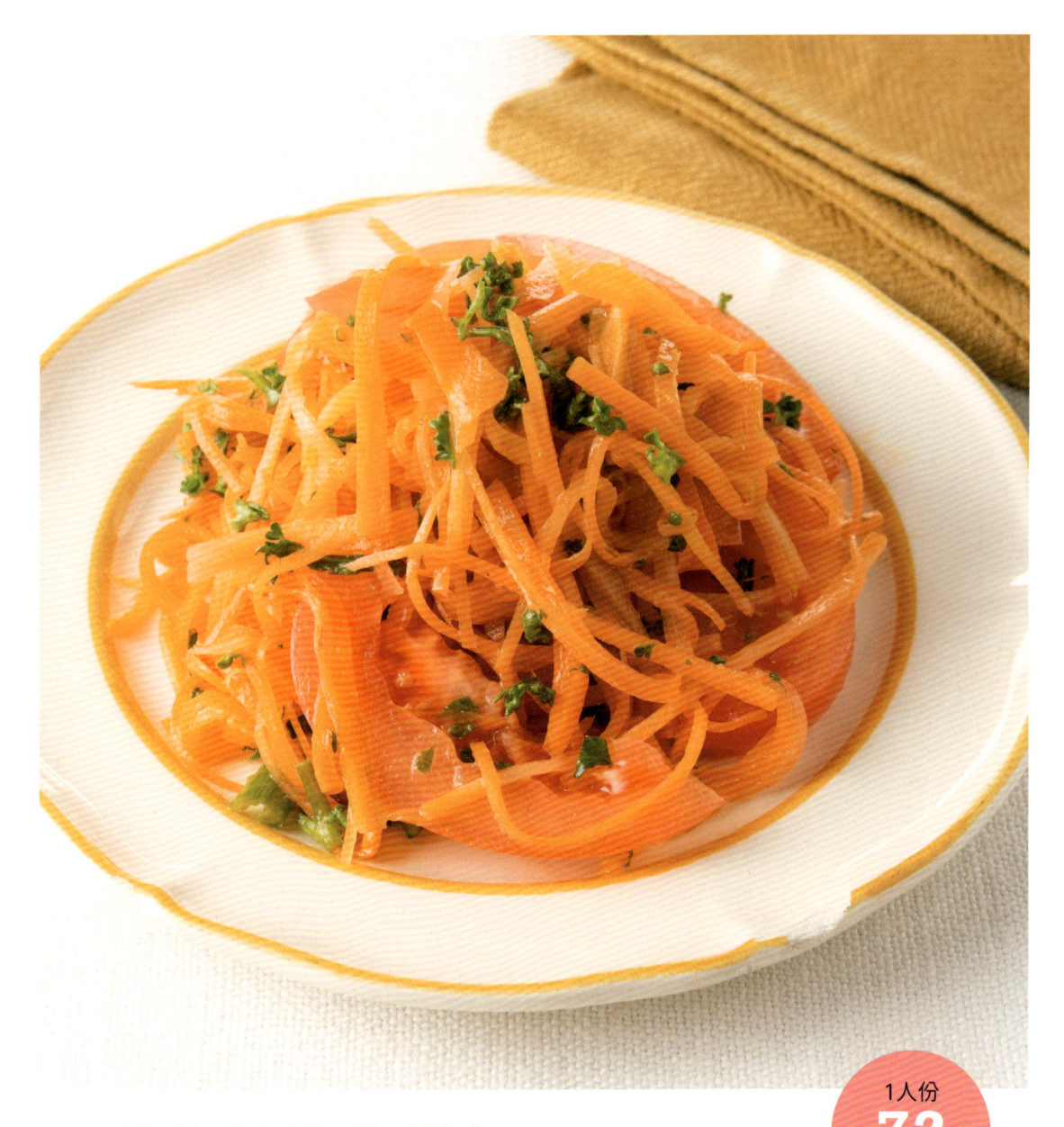

不擅長料理的人也能三兩下就完成

法式番茄涼拌胡蘿蔔絲

1人份 **72** kcal

材料 （2人份）

胡蘿蔔	1/2 根
鹽	1/3 小匙
番茄	1 顆
A 白酒醋、芥末	各1大匙
A 橄欖油、砂糖	各1小匙
巴西利（切碎）	1大匙
鹽、胡椒	少許

料理步驟

1. 胡蘿蔔切絲後放入缽中。加入鹽揉搓至胡蘿蔔軟化，將水分擠乾。

2. 番茄切成楔形。

3. 在缽中將 A 混合，再加入 1 與巴西利拌勻。入味後加入 2，輕輕攪拌。最後以鹽、胡椒調味並裝盤。

加入起司更添濃郁！
洋風豆腐涼拌黃瓜胡蘿蔔絲

1人份 **108** kcal

材料（2 人份）

胡蘿蔔 ………………… 1/2 根
小黃瓜 ………………… 1 條
鹽 …………………… 1/3 小匙
A｜小魚乾高湯 …………… 1/4 杯
　｜醬油、砂糖 ……… 各 1 小匙

羊栖菜（泡發）……… 50g
板豆腐 ……………… 100g
B｜白芝麻粉、起司粉 …… 各 1 大匙
　｜砂糖 ……………… 1 小匙
　｜醬油 ……………… 1/2 小匙

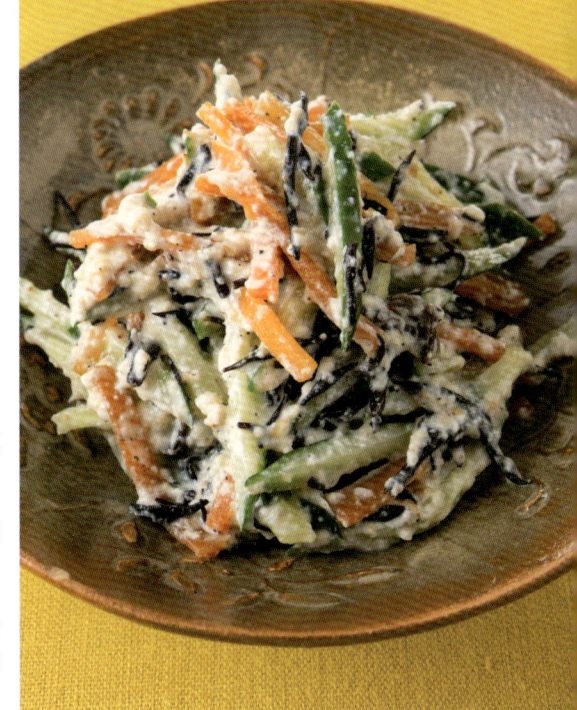

料理步驟

1. 胡蘿蔔切絲。小黃瓜切絲後撒鹽，出水後再擠乾水分。
2. 小鍋中加入 A 後開火。煮沸後加入 1 的胡蘿蔔、羊栖菜，繼續煮至湯汁收乾。
3. 將稍微瀝乾水分的板豆腐與 B 放入缽中攪拌至滑順。再加入 1 的小黃瓜和 2 的胡蘿蔔、羊栖菜，拌勻後裝盤。

輕鬆製作極致美味下酒菜
醬油漬小黃瓜、白蘿蔔與卡門貝爾起司

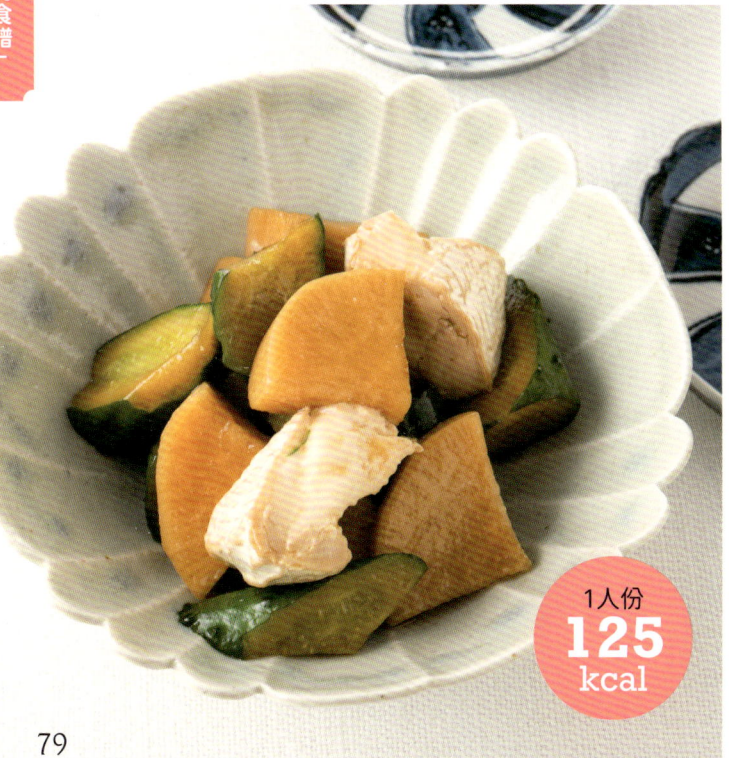

材料（2 人份）

小黃瓜 ……………………………… 1 條
白蘿蔔 ……………………………… 2cm
卡門貝爾起司（切塊型）………… 4 塊
A｜醬油 …………………………… 2 大匙
　｜芝麻油、醋 ………………… 各 2 小匙

料理步驟

1. 小黃瓜切成一口大小的滾刀塊。白蘿蔔切成 1 公分厚的 1/4 圓片。
2. 將卡門貝爾起司和 1 的所有材料放入塑膠袋中，加入 A 並排出袋中的空氣，封口後浸漬半天。
3. 瀝乾湯汁後裝盤。若卡門貝爾起司塊較大，可切半後再裝盤。

1人份 **125** kcal

Part 3 簡單又美味！「可輕鬆實踐的食譜」

79

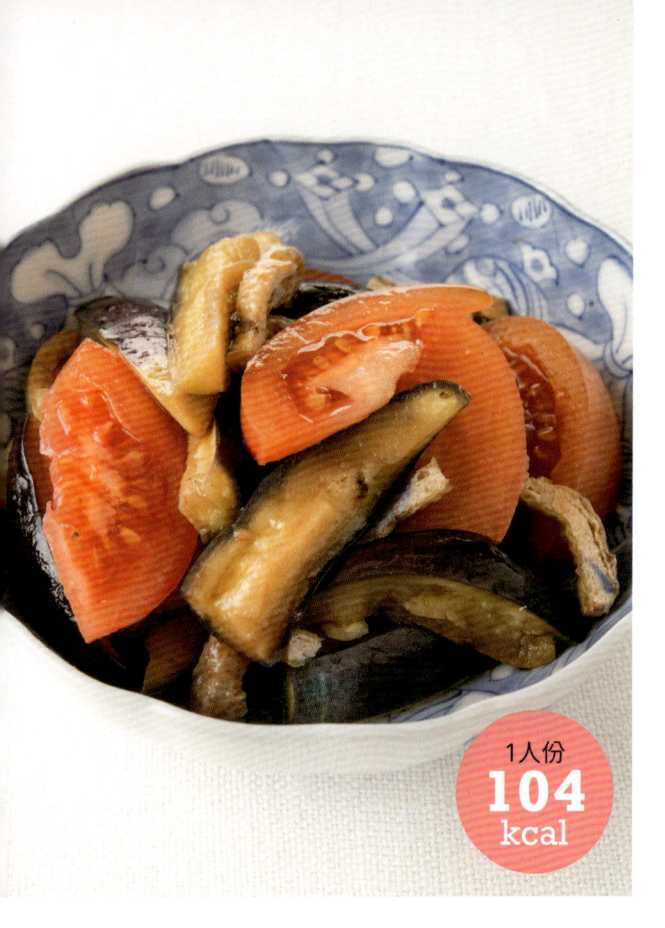

最後撒上紫蘇葉也很美味
和風漬雙茄

材料 （2 人份）

茄子	2 根
芝麻油	1/2 大匙
番茄	1 顆
油豆皮	1/2 片
A 小魚乾高湯	1 大匙
醬油、醋	各 2 小匙
砂糖、薑泥	各 1 小匙

料理步驟

1. 茄子切半後縱切成6等分，放入塑膠袋中，繞圈倒入芝麻油並搖晃袋子，使茄子均勻裹上油。番茄切成楔形。油豆皮切絲。
2. 在缽中混合 A。
3. 將1的茄子與油豆皮放入稍大的平底鍋後開火。稍微撒上一些鹽（份量外），蓋上鍋蓋煮約2分鐘至熟透。趁熱倒入2使其入味。待稍微冷卻後加入1的番茄，可以連同湯汁一起裝盤。

1人份 104 kcal

不必開火的簡單副菜
柴魚涼拌番茄豆腐海帶芽

材料 （2 人份）

小番茄	10 顆
板豆腐	100g
鹽漬海帶芽	60g
A 醬油	2 小匙
砂糖、美乃滋	各 1 小匙
柴魚片	1 包

料理步驟

1. 小番茄切半。板豆腐用手撥成大塊，放在篩網上瀝乾水分。海帶芽以水充分洗淨，切成容易入口的大小。
2. 在缽中混合 A，加入1後將整體翻攪混合。最後加入柴魚片稍微混合後裝盤。

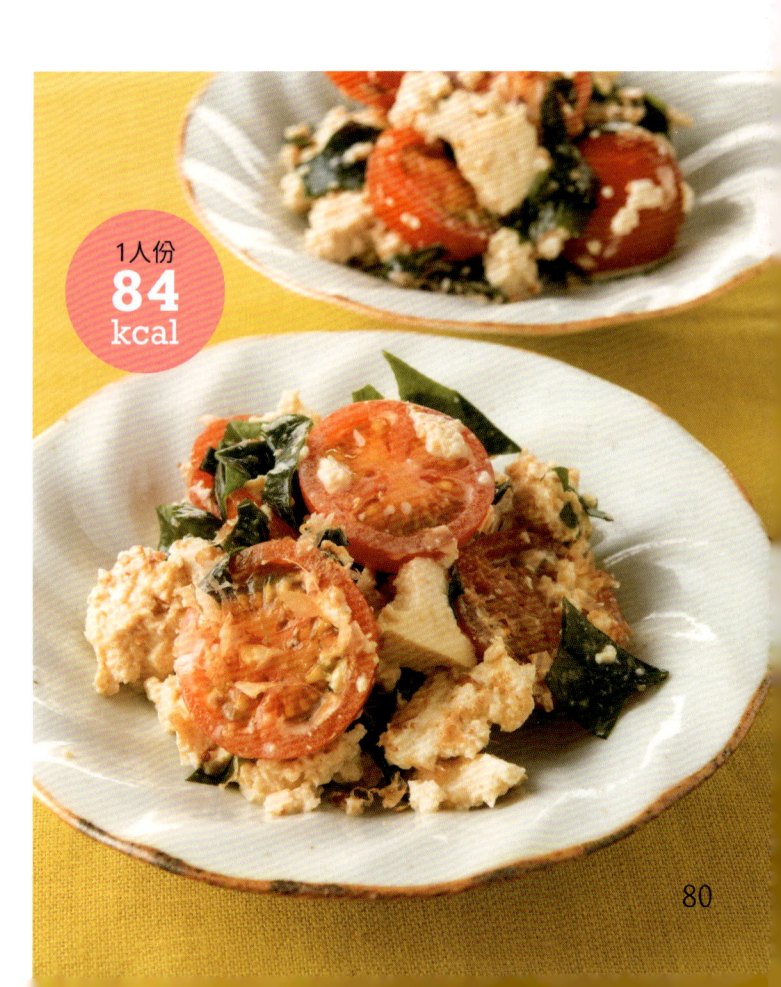

1人份 84 kcal

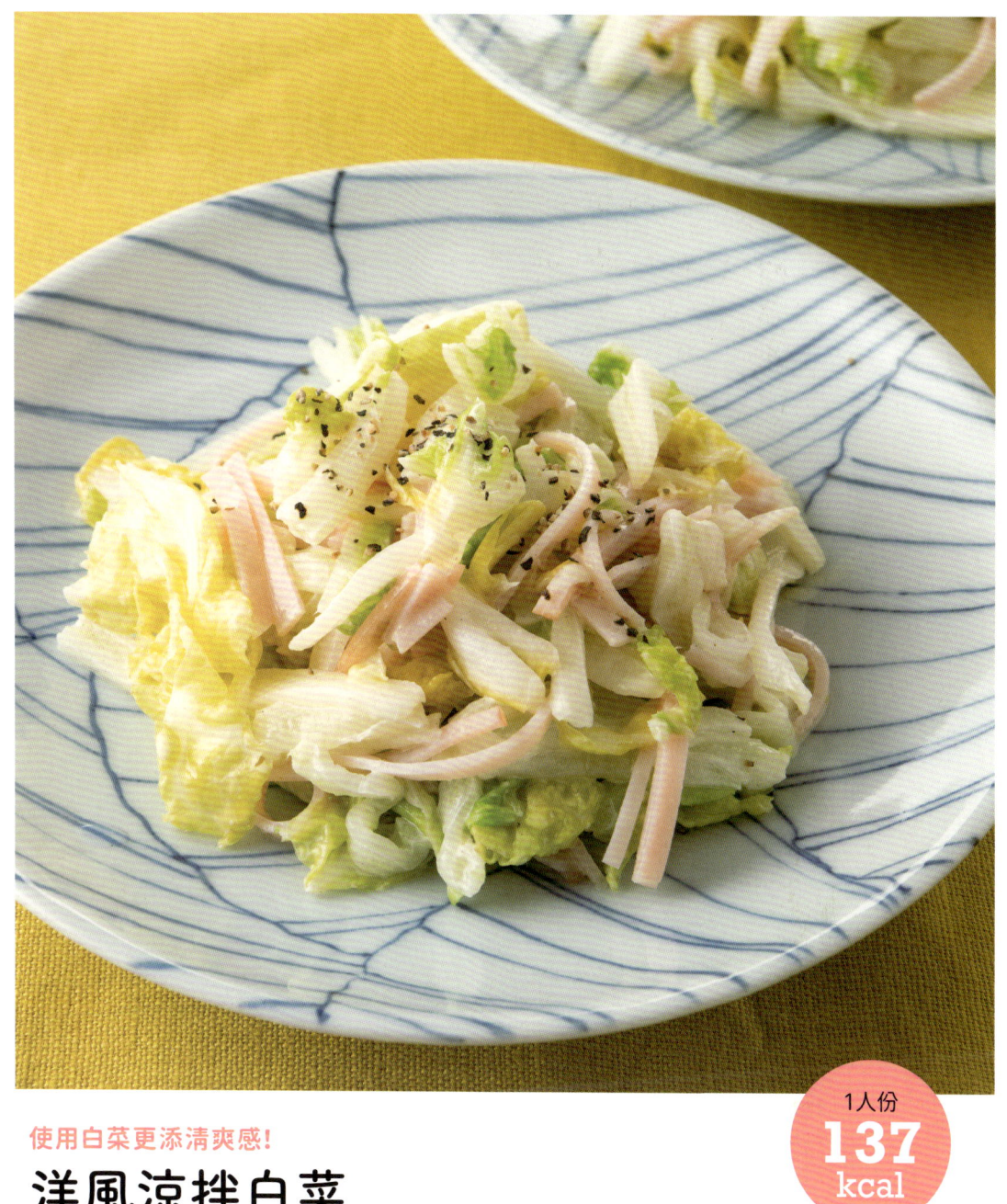

Part 3 簡單又美味！「可輕鬆實踐的食譜」

使用白菜更添清爽感！
洋風涼拌白菜

1人份
137 kcal

材料（2人份）

白菜	3片
鹽	1/2小匙
火腿	4片
A 美乃滋	1大匙
橄欖油、醋、芥末	各1小匙
砂糖	1/2小匙
鹽、胡椒	少許
粗粒胡椒	適量

料理步驟

1. 白菜切成5cm長細絲。撒鹽後拌勻，等白菜變軟後用水沖洗，並擠乾水分。

2. 火腿切絲。

3. 將Ⓐ在缽中混合均勻，加入1後充分混合。接著加入2，混合後裝盤。依喜好撒上粗粒胡椒。

大量攝取營養豐富的菠菜

罐頭牛肉炒菠菜小番茄

材料 (2人份)

菠菜	1把
醬油	1小匙
小番茄	5顆
橄欖油	1小匙
罐頭牛肉	60g
A 砂糖	1/3小匙
鹽、胡椒	少許

料理步驟

1. 在鍋裡將水煮沸，菠菜稍微川燙。取出後切成容易入口的長度，將水充分擠乾，繞圈淋上醬油。
2. 小番茄對半切開。
3. 在平底鍋中加熱橄欖油，放入罐頭牛肉炒散後，加入 **1** 與 **2**，接著加入 Ⓐ 快速炒勻後裝盤。

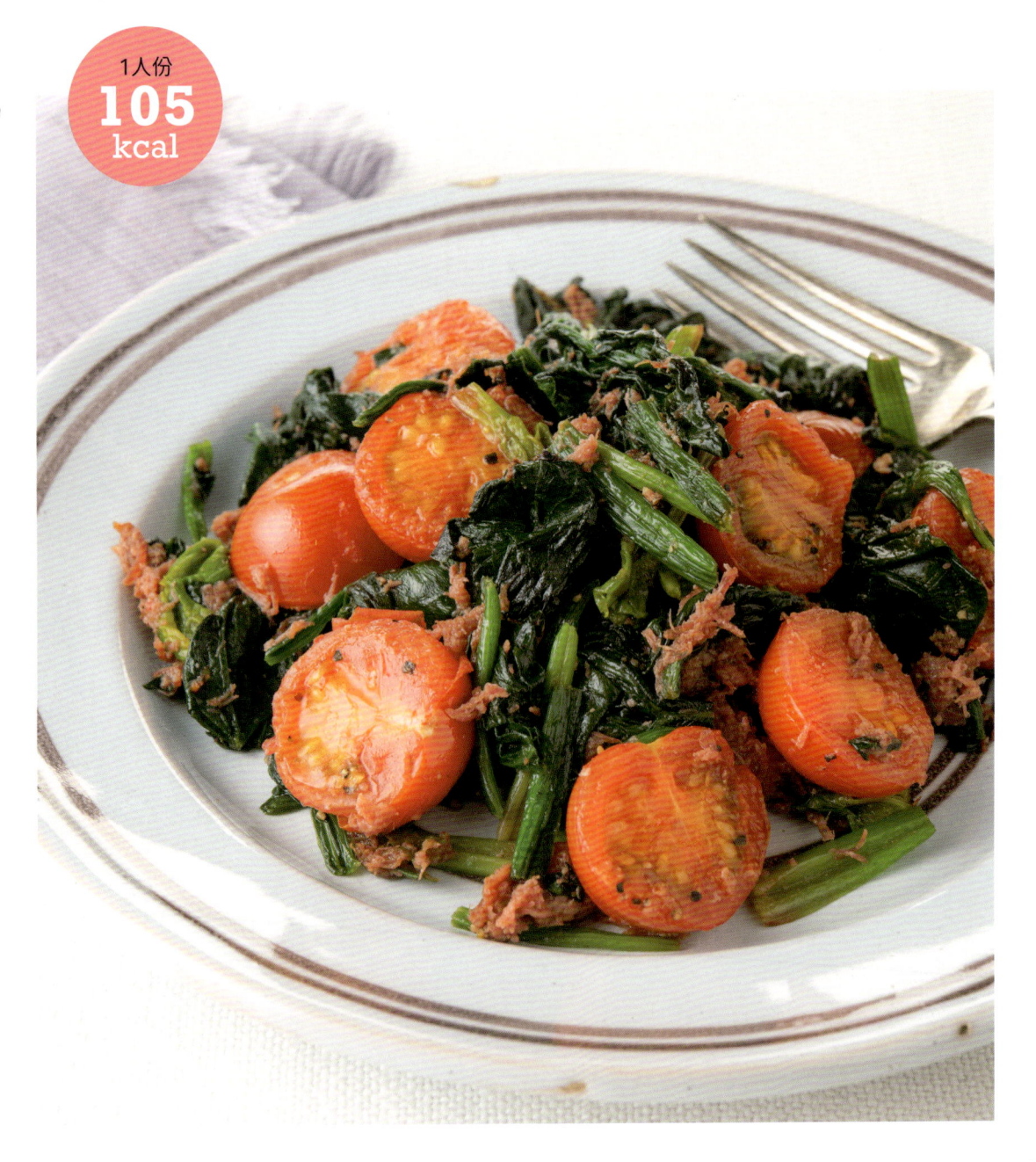

1人份 105 kcal

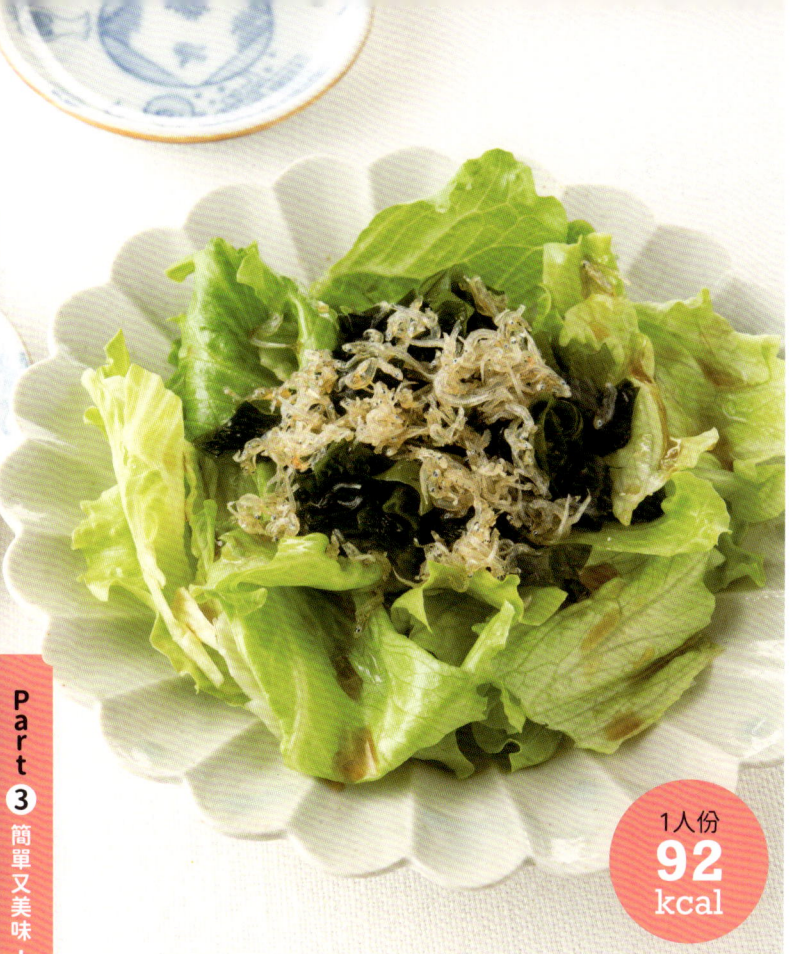

脆脆的吻仔魚是這道料理的重點
萵苣吻仔魚沙拉

材料（2人份）

萵苣	4片
鹽漬海帶芽	50g
A 酒、砂糖、醬油	各2小匙
A 醋	1小匙
芝麻油	2小匙
吻仔魚乾	20g

料理步驟

1. 萵苣撕成一口大小。海帶芽以水充分洗淨，切成容易入口的大小。
2. 在缽中混合Ⓐ，加入1輕輕拌勻後裝盤。
3. 將吻仔魚乾與芝麻油放入平底鍋後開小火。當吻仔魚變酥脆後關火，繞圈淋在2上。

1人份 **92 kcal**

明太子與美乃滋是最強的搭檔！
花椰菜蓮藕明太子美乃滋沙拉

材料（2人份）

花椰菜	1/4顆
蓮藕	80g
明太子	1/2片（40g）
A 美乃滋	4小匙
A 醬油	1小匙略多

料理步驟

1. 花椰菜分成小朵。蓮藕切成半圓薄片。
2. 將水裝進鍋中煮沸，放入1的花椰菜川燙。接著以同一鍋水再川燙蓮藕，撈起後充分瀝乾。
3. 取下明太子的薄膜，放入缽中撥散，加入Ⓐ混合。接著加入2輕輕拌勻後裝盤。

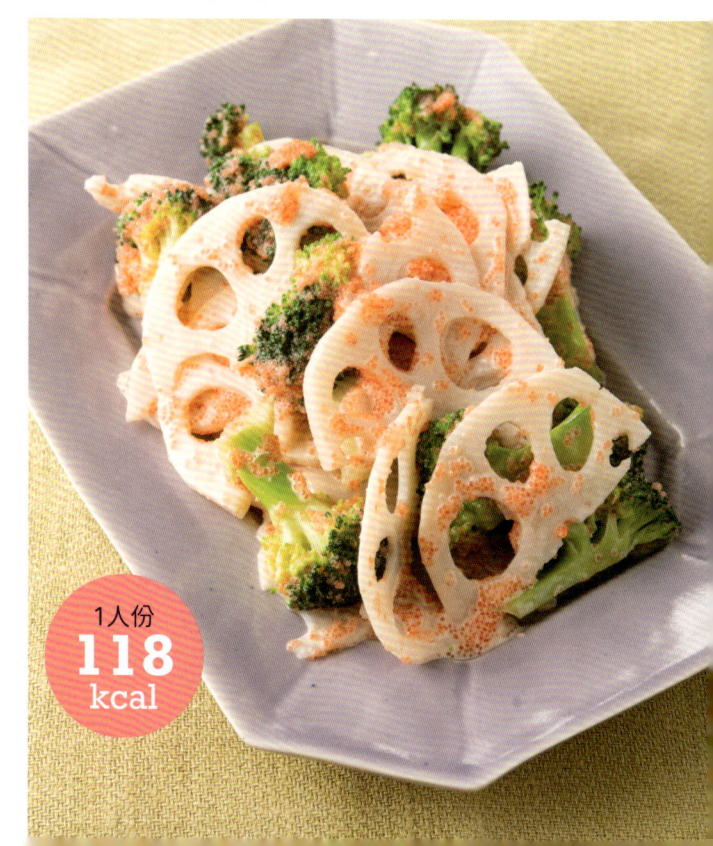

1人份 **118 kcal**

Part 3 簡單又美味！「可輕鬆實踐的食譜」

櫻花蝦先炒過會更香

韓式涼拌菠菜、櫻花蝦、豆芽菜與羊栖菜

材料（2 人份）

豆芽	1/2 包
菠菜	1/2 把
A ─ 芝麻油、醬油	各1小匙
─ 鹽	1/3 小匙
─ 砂糖	1/2 小匙
櫻花蝦	6g
羊栖菜（泡發）	60g

料理步驟

1. 鍋中裝入大量的水煮沸，將豆芽菜放進漏勺燙2～3分鐘。將麵撈提起瀝乾。

2. 將菠菜放入同一鍋水川燙，確實擠乾水分後切成3cm長。

3. 在缽中混合Ⓐ，加入**1**與**2**、櫻花蝦、羊栖菜，拌勻後裝盤。

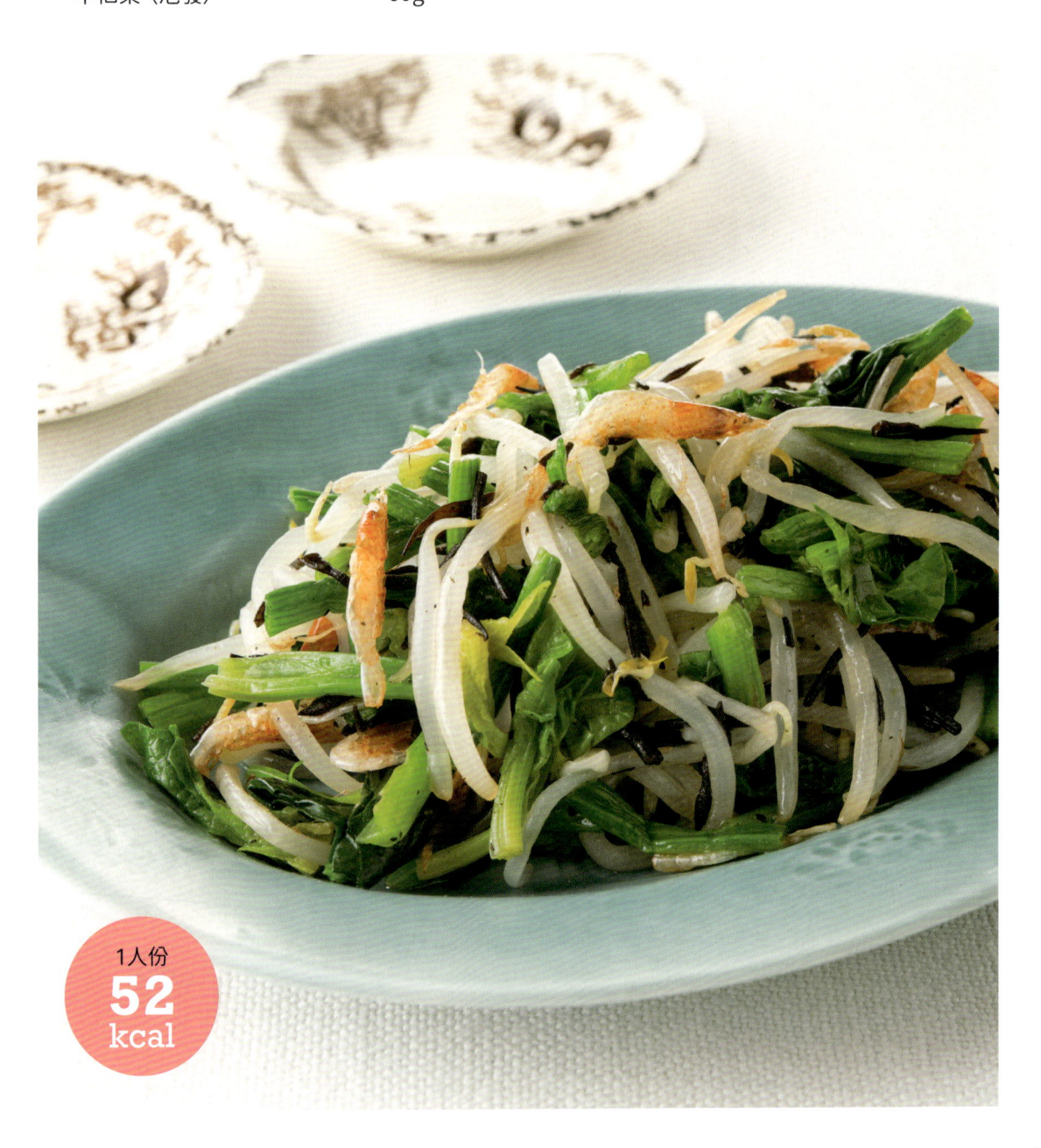

1人份 **52** kcal

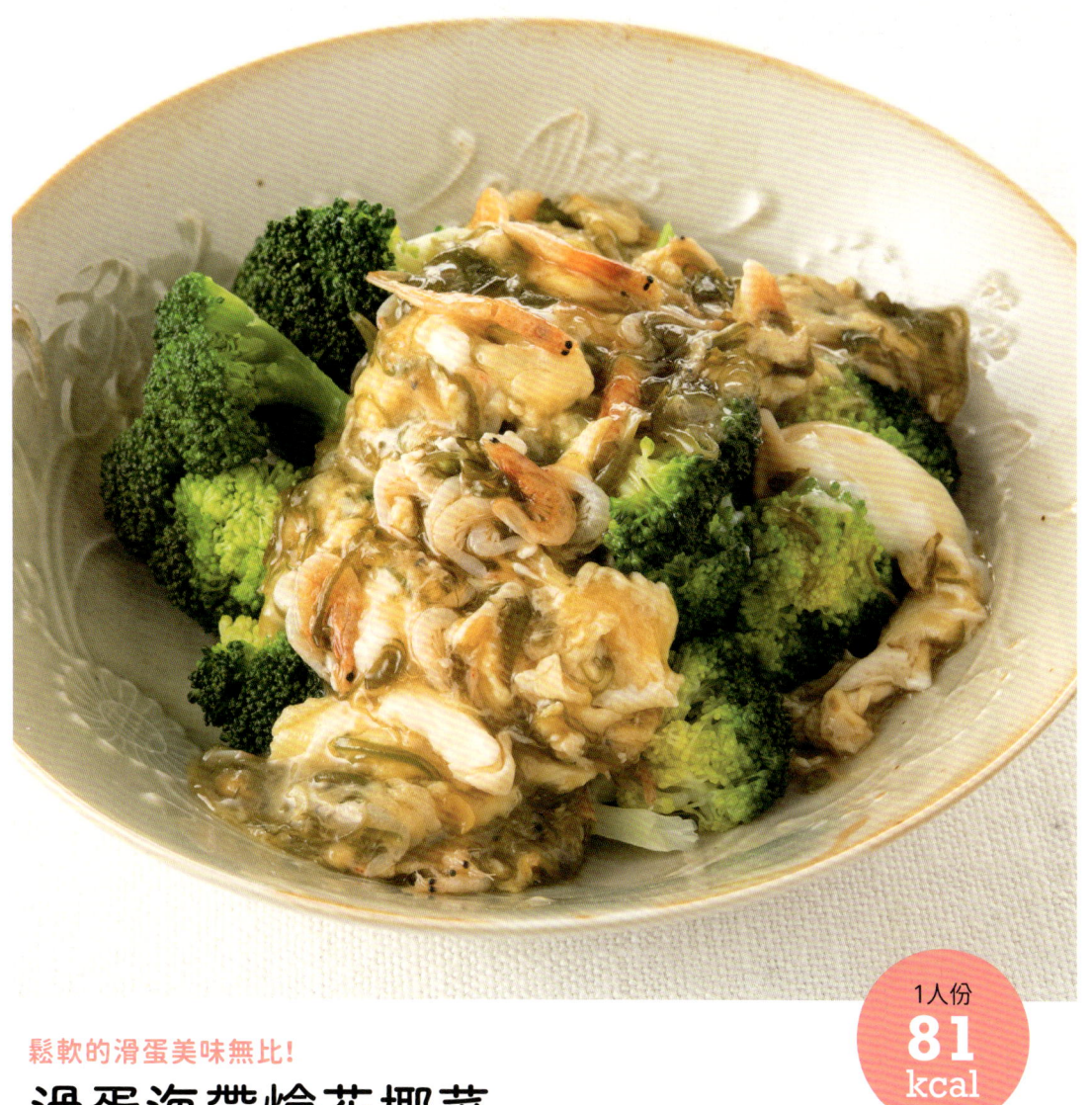

鬆軟的滑蛋美味無比！

滑蛋海帶燴花椰菜

1人份
81 kcal

材料 （2人份）

花椰菜 ······················· 1/2顆
A ┃ 醬油 ···················· 1/2大匙
　┃ 蠔油 ······················· 1小匙
　┃ 水 ························· 1/2杯
櫻花蝦 ···························· 6g
太白粉水（太白粉…1小匙、
　　　　　　水 ···········2小匙）
海帶根 ············· 小包1包（40g）
蛋液 ························· 1顆份

料理步驟

1. 花椰菜分成小朵。

2. 將1與熱水（1大匙，份量外）放入平底鍋，蓋上鍋蓋開大火。煮沸後繼續加熱約2分鐘，接著關火繼續悶約1分鐘後掀開鍋蓋，瀝乾水分並裝盤。

3. 將同一個平底鍋稍微擦乾，加入A與櫻花蝦後開火。煮沸後加入太白粉水勾芡。接著加入海帶芽，開中強火，慢慢加入蛋液。加熱並大幅度攪拌至蛋液凝固，連醬汁一起淋在2上。

Part 3 簡單又美味！「可輕鬆實踐的食譜」

馬鈴薯與四季豆絕配！

馬鈴薯四季豆味噌湯

材料 （2人份）

馬鈴薯	1顆
四季豆	6根
小魚乾高湯	2杯
味噌	1又1/2大匙

料理步驟

1. 馬鈴薯去皮，切成約1cm寬的半圓形。四季豆切成約3cm長。

2. 將1的馬鈴薯與小魚乾高湯放入鍋中開火，煮沸後轉小火煮約5分鐘。接著加入1的四季豆，煮2～3分鐘至熟透。最後將味噌溶入湯中，煮到即將沸騰時關火，盛入碗中。

1人份
76 kcal

86

溫和的香料口味！

咖哩高麗菜花椰菜湯

材料（2人份）

高麗菜	1片
花椰菜	1/4顆
水	1又3/4杯
鮪魚罐頭（水煮）	小罐1罐（70g）
咖哩粉	1小匙
鹽、胡椒	少許
起司粉	2小匙

料理步驟

1. 高麗菜縱向切半後切絲。花椰菜分成小朵。

2. 鍋中加入水與鮪魚罐頭的汁液、咖哩粉後開火。煮沸後加入1的高麗菜、花椰菜與鮪魚罐頭的內容物，煮2〜3分鐘。煮熟後以鹽與胡椒調味，盛入碗中並撒上起司粉。

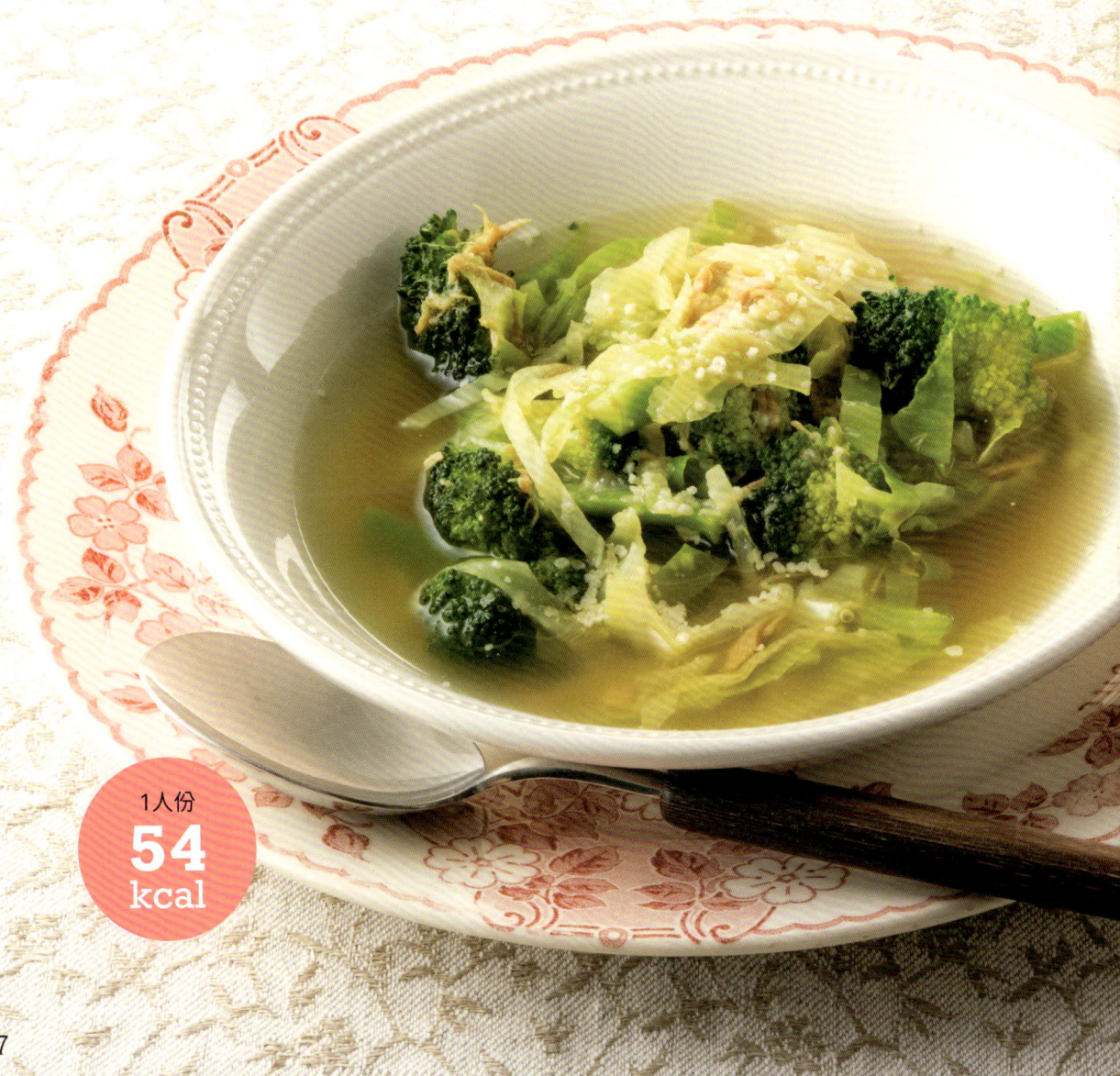

Part 3 簡單又美味！「可輕鬆實踐的食譜」

1人份 **54** kcal

滋味溫和的中華風湯品

番茄蛋花湯

材料 (2人份)

大番茄	1顆
小魚乾高湯	2杯
海帶芽	4g
鹽	1/3小匙
醬油	1/2小匙
太白粉水	(太白粉…2小匙、水…4小匙)
蛋液	1顆份
芝麻油	少許

料理步驟

1. 番茄切成楔形。

2. 將小魚乾高湯倒入鍋中,開大火加熱。煮沸後加入1與海帶芽,以鹽與醬油調味。加入太白粉水,稍微勾芡後,將蛋液細細地倒入。待蛋液凝固成半熟狀後關火,盛入碗中並淋上芝麻油。

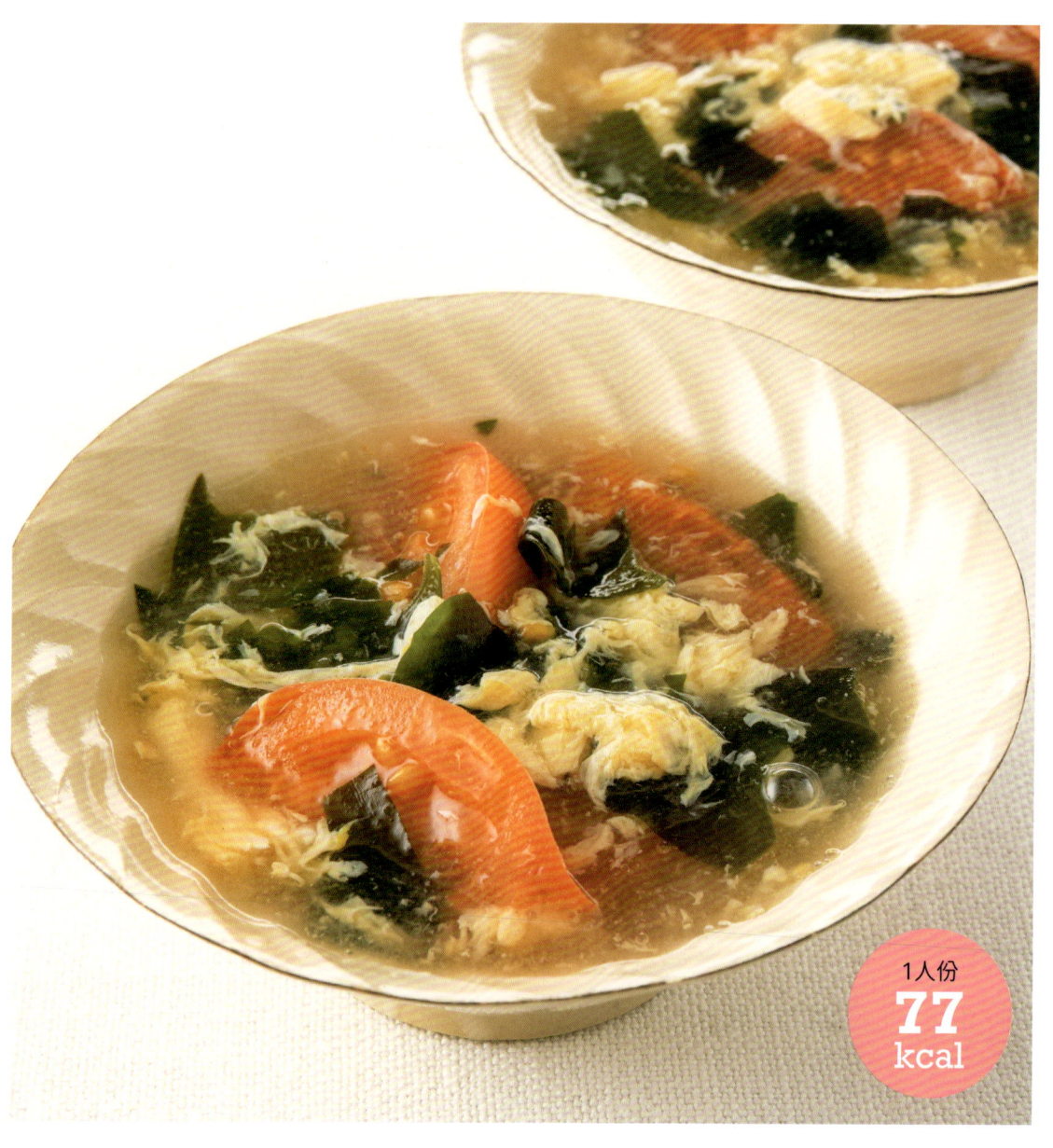

1人份
77 kcal

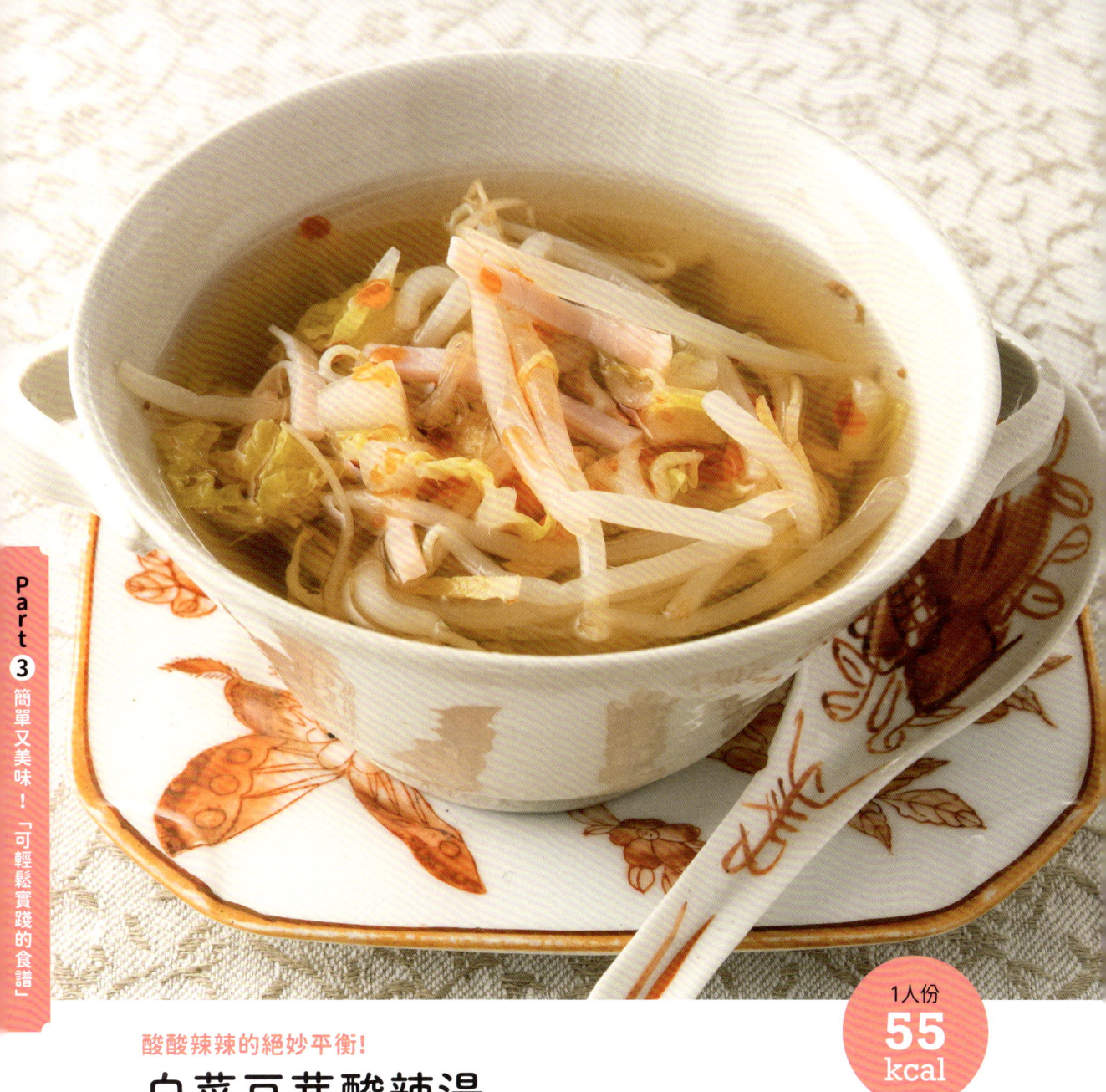

Part 3 簡單又美味！「可輕鬆實踐的食譜」

1人份
55 kcal

酸酸辣辣的絕妙平衡！
白菜豆芽酸辣湯

材料（2 人份）

白菜	1 片
火腿	2 片
A 水	2 杯
酒	1 大匙
醬油	1 小匙
砂糖	1/2 小匙
薑（切絲）	1/2 片
豆芽菜	1/2 袋
醋	1 小匙
鹽	適量
辣油	適量

料理步驟

1. 白菜縱向切半後橫向切絲。火腿切半後再切絲。

2. 鍋中放入Ⓐ，開大火煮沸。加入1與豆芽，再煮3～4分鐘。加入醋、鹽調味後盛入碗中，淋上辣油。

1人份
47 kcal

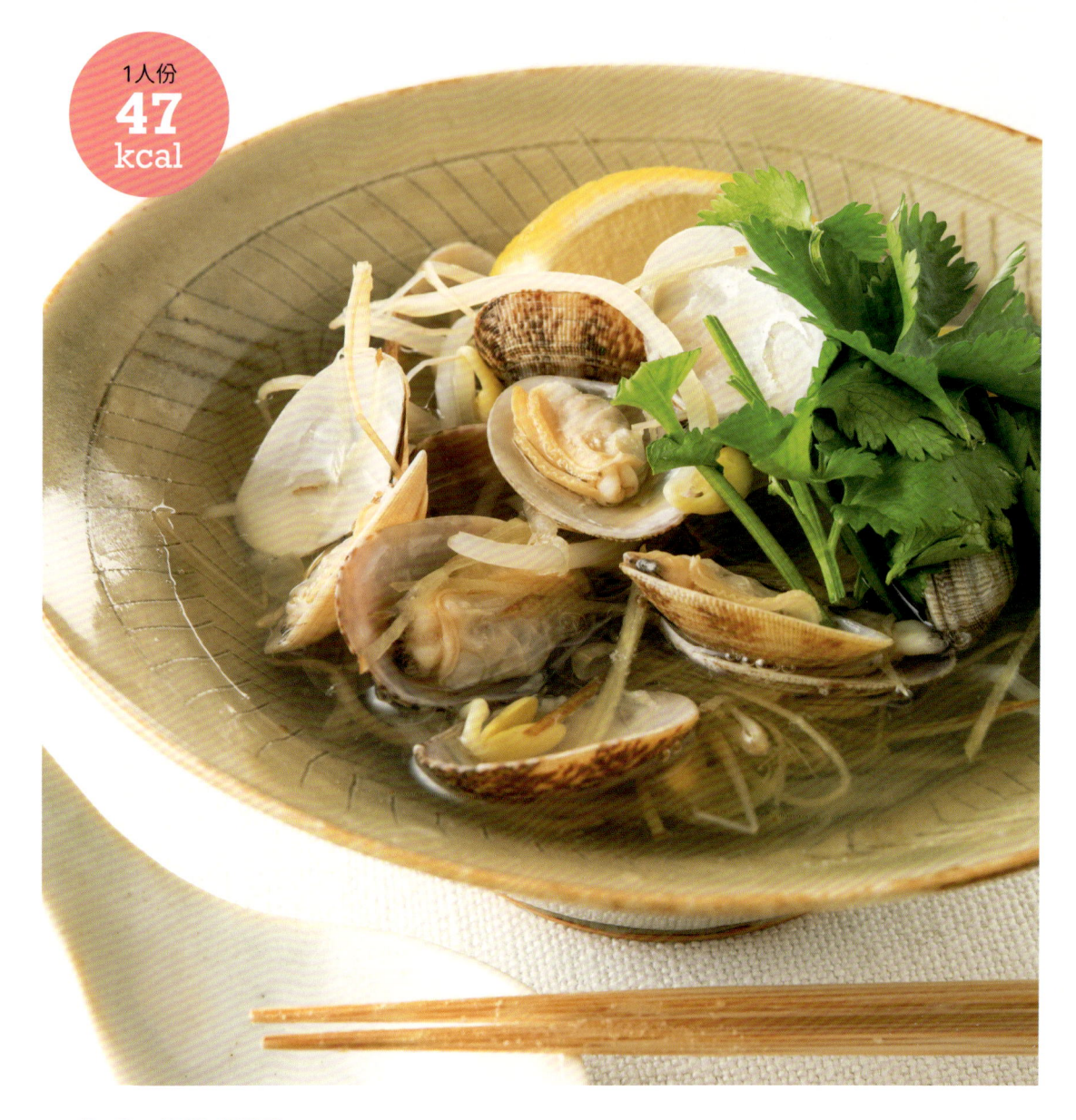

海瓜子的鮮味滿點！
黃豆芽海瓜子南洋風味湯

材料（2人份）

海瓜子（帶殼，已吐沙）	200g
薑（薄片）	2～3片
水	2杯
酒	2大匙
魚露	1/2大匙
黃豆芽	1/2袋
香菜	適量
檸檬	適量

料理步驟

1 海瓜子以殼互相摩擦的方式清洗乾淨，瀝乾水分。薑切成細絲。

2 鍋中放入1、水和酒並開火。煮沸後撈去浮沫，加入魚露與黃豆芽再煮2～3分鐘。盛入碗中，撒上切碎的香菜，搭配切好的檸檬。

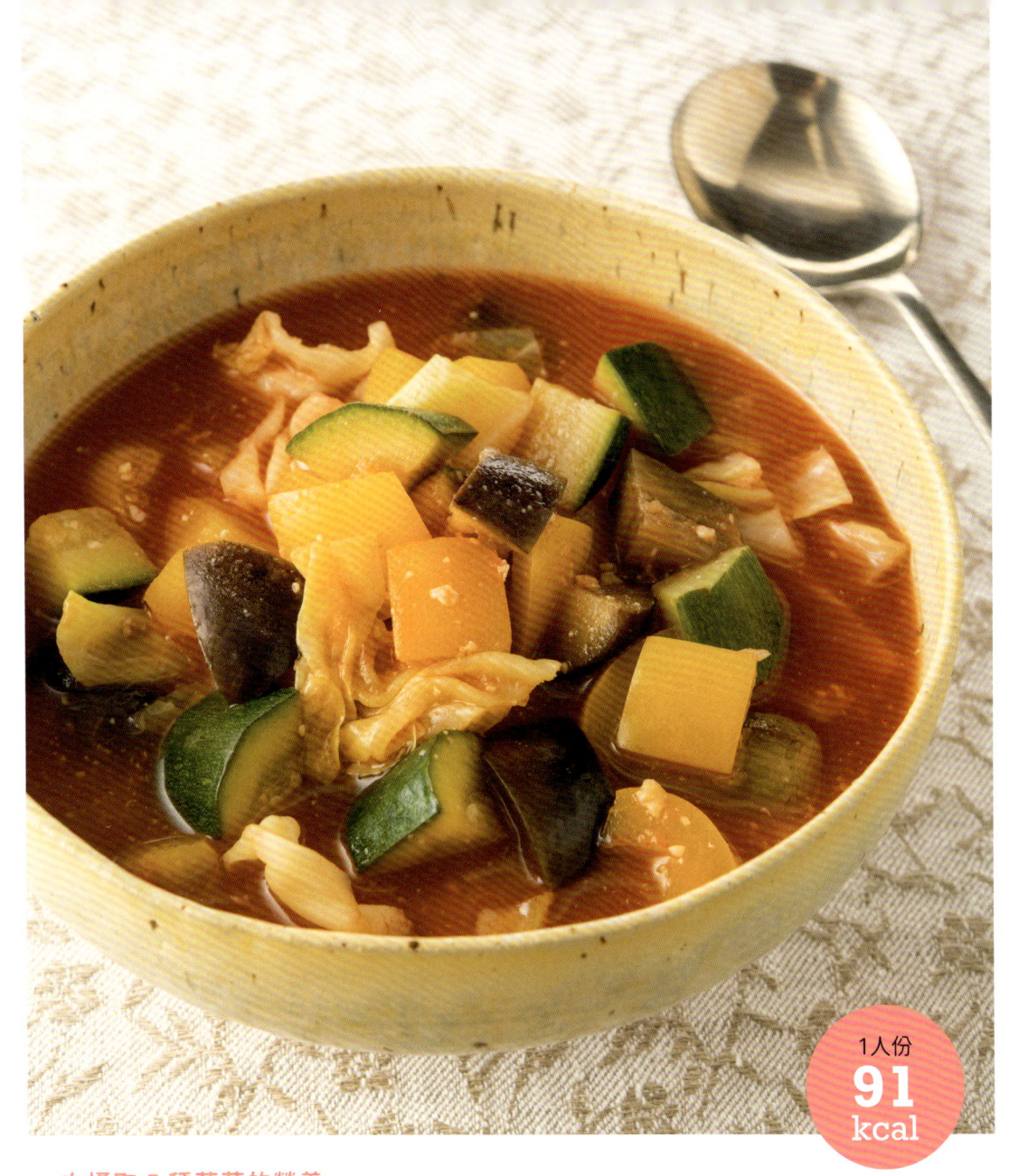

Part 3 簡單又美味！「可輕鬆實踐的食譜」

1人份
91 kcal

一次攝取 5 種蔬菜的營養
茄汁蔬菜湯

材料 （2 人份）

茄子	一小根
櫛瓜	1/3 條
黃椒	1/3 顆
高麗菜	1 片
橄欖油	1/2 大匙
水	1 杯
番茄汁（無鹽）	1 杯
味噌	1 又 1/2 大匙
鹽、胡椒	少許

料理步驟

1. 茄子、櫛瓜和黃椒切成1cm的方塊。

2. 高麗菜切成一口大小。

3. 鍋中加入橄欖油與**1**拌炒。炒出光澤後加水，蓋上鍋蓋以中小火煮約5分鐘。

4. 加入**2**和番茄汁，煮沸後加入味噌，以鹽與胡椒調味。再煮2～3分鐘後盛入碗中。

蔬菜的酸甜沁入心脾！
西班牙風冷湯

材料（2人份）

小黃瓜	1/2 條
番茄	1 顆（200g）
青椒	1 顆
水	1/2 杯
A 橄欖油	2 小匙
伍斯特醬、檸檬汁	各 1 小匙
鹽	1/3 小匙
胡椒	少許
細葉香芹	適量

料理步驟

1. 小黃瓜去皮後隨意切塊。番茄與甜椒也隨意切成數塊。

2. 將水與1放入攪拌機中，攪拌至順滑。接著移入缽中，加入A拌勻，若覺得口味太淡則加點鹽（份量外）與胡椒調味。倒入容器並以細葉香芹裝飾。

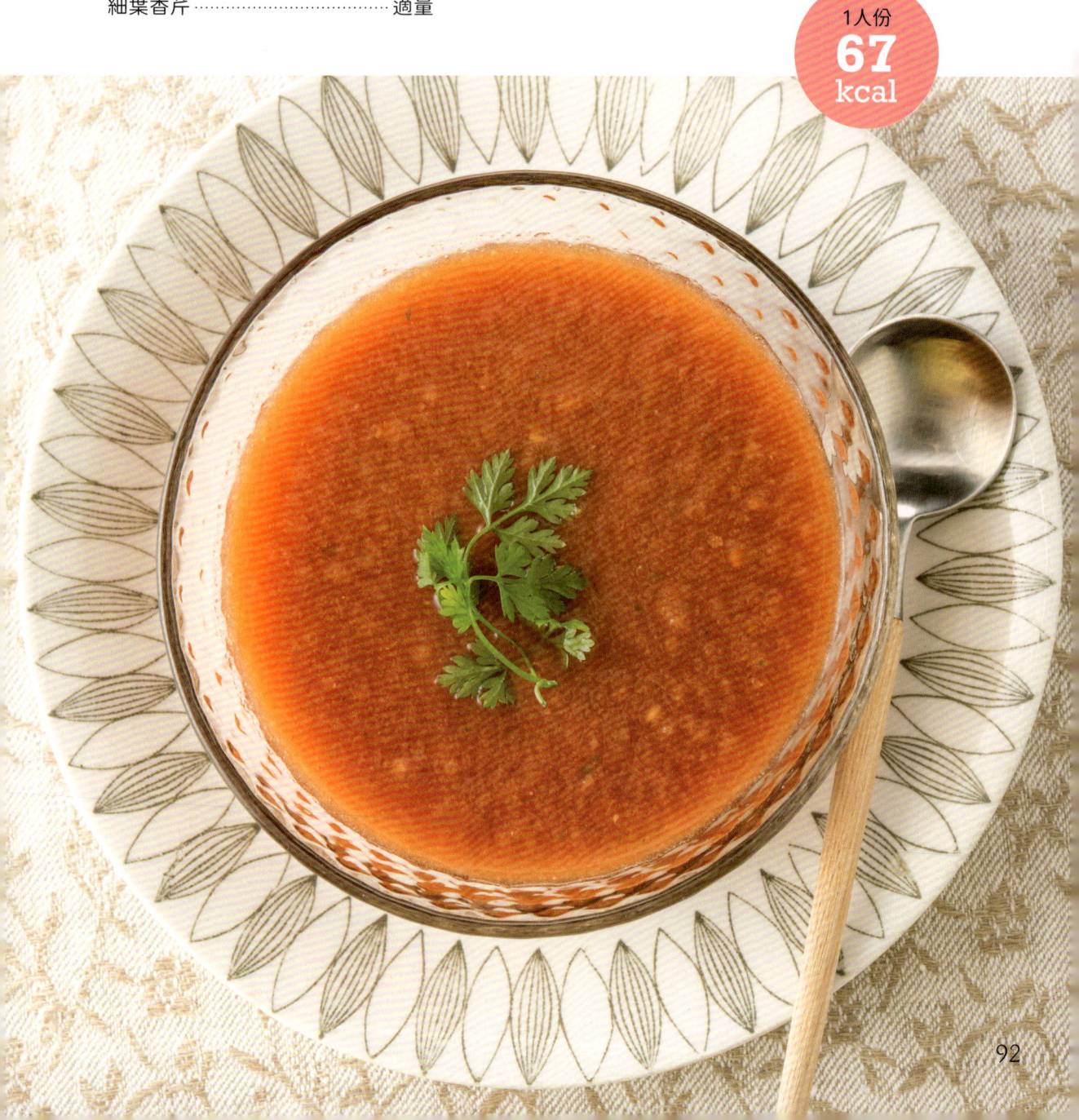

1人份
67 kcal

凸顯蕪菁甜味的溫和濃湯

蕪菁濃湯

材料（2人份）

蕪菁	2顆
奶油	15g
鹽	1/3小匙
水	3/4杯
杏仁奶（無糖）	1杯
粗粒胡椒	適量

料理步驟

1. 蕪菁去掉葉子，削皮後切成薄片。

2. 在鍋中加熱奶油，然後加入1稍微炒過。加鹽拌勻後轉小火，蓋上鍋蓋蒸1～2分鐘。

3. 接著倒入水，轉中強火煮2～3分鐘至蕪菁變軟後關火，接著將所有材料移到攪拌機中攪拌。倒回同一個鍋中，加入杏仁奶，邊加熱邊攪拌。倒入容器，依個人喜好撒上粗粒胡椒。

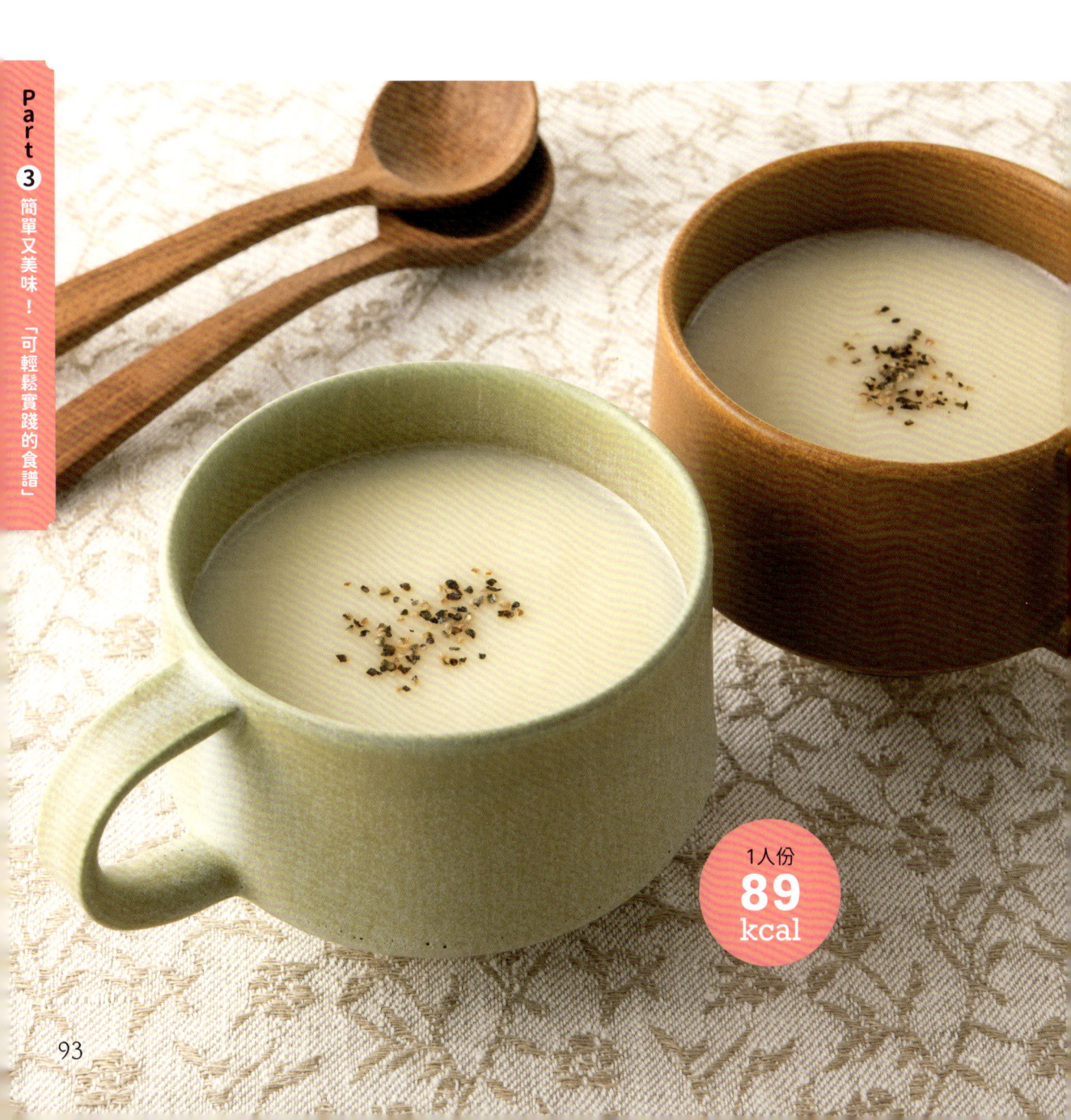

Part 3 簡單又美味！「可輕鬆實踐的食譜」

1人份
89 kcal

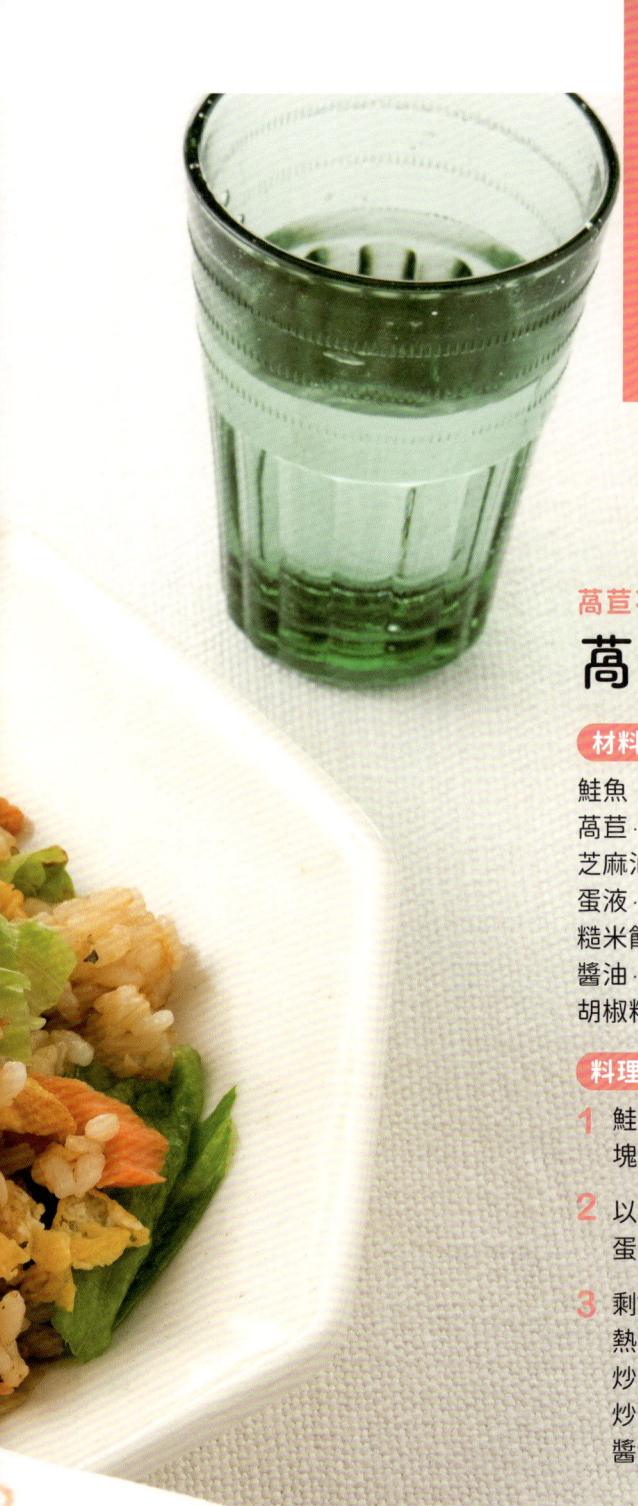

主餐食譜

就算只有一道也非常滿足！
介紹14道能夠同時享受
外食氣氛的主餐食譜。

萵苣不要加熱過頭是重點!
萵苣鮭魚炒飯

材料（2人份）

鮭魚（鹽漬）	大片1片（100g）
萵苣	4片
芝麻油	1/2大匙
蛋液	2顆份
糙米飯	300g
醬油	1/2大匙
胡椒粉	少許

料理步驟

1. 鮭魚煎熟，去除魚皮和魚刺，弄散成大塊。萵苣撕成一口大小。

2. 以平底鍋加熱芝麻油(一半份量)，倒入蛋液大動作攪拌至半熟狀後取出。

3. 剩餘的芝麻油倒入平底鍋後以中強火加熱，加入糙米飯與1的鮭魚，大動作翻炒。待飯粒炒散後，加入1的萵苣繼續炒。萵苣變軟後，將2的蛋倒回，加入醬油、胡椒拌炒均勻後裝盤。

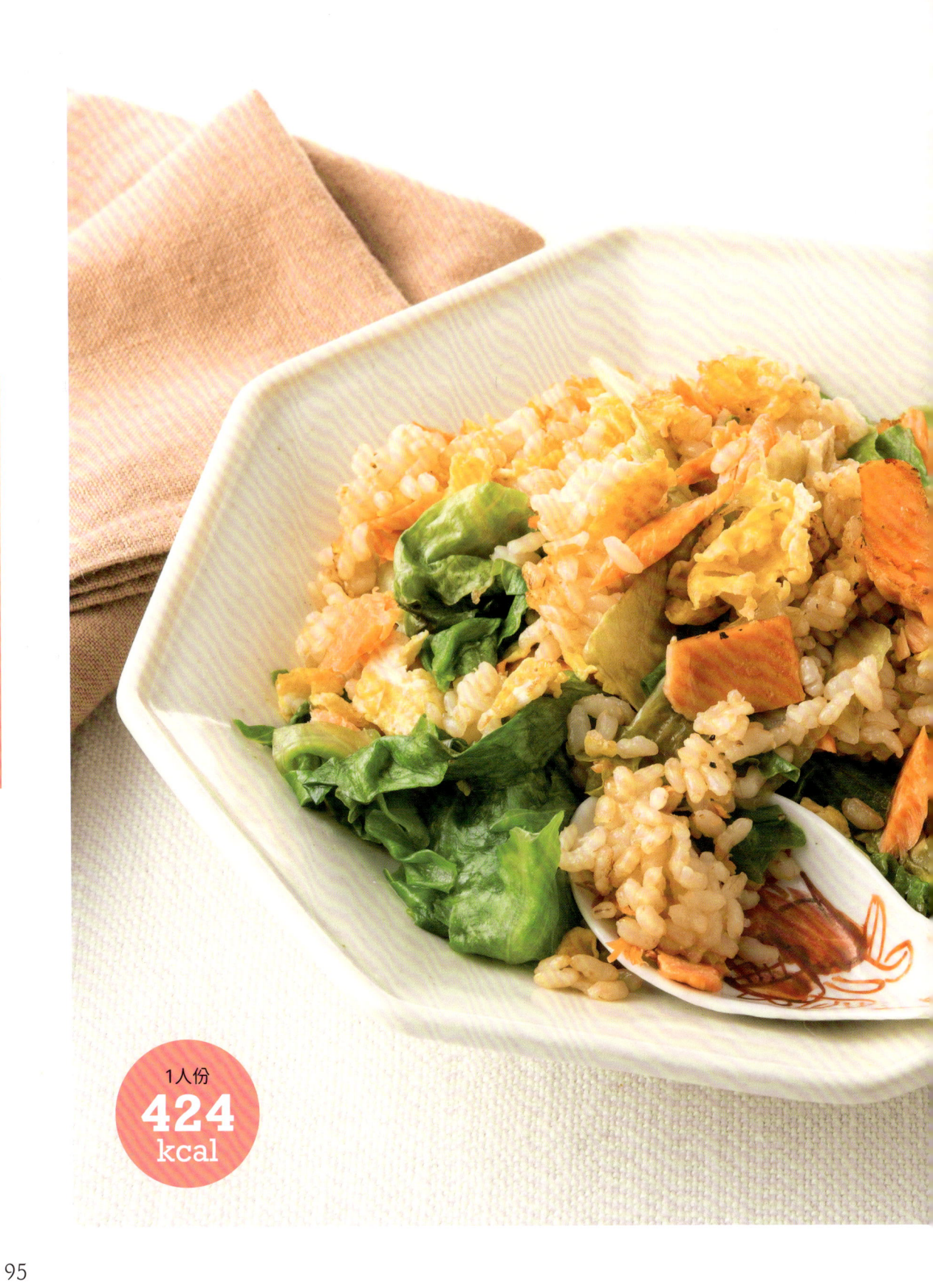

Part 3 簡單又美味!「可輕鬆實踐的食譜」

1人份
424 kcal

品嘗整顆蕪菁的料理

蕪菁炊飯

材料（2人份）

- 白米 ………………………… 1杯
- 油豆皮 ……………………… 1/2片
- A
  - 薑（切末）……… 約2公分
  - 酒 …………………… 1大匙
  - 砂糖、醬油 ……… 各1小匙
- 蕪菁（帶葉）……………… 2顆
- 芝麻油 ……………………… 1小匙
- 鹽 …………………………… 少許
- 吻仔魚乾 …………………… 30g
- 熟炒白芝麻粒 ……………… 2小匙

料理步驟

1. 米洗淨後瀝乾水分。放進內鍋，以略少於1杯的水浸泡。
2. 油豆皮以廚房紙巾輕壓吸取多餘油分，縱向切半後切絲。
3. 將Ⓐ與2加入1，稍微混合後以平常方式煮飯。
4. 煮飯時將蕪菁切下葉子，去皮後切成12等分。
5. 切下的蕪菁葉子切碎。
6. 平底鍋倒入芝麻油後以中強火加熱，將4炒到出現光澤，接著加入5並撒鹽炒到變軟。接著加入吻仔魚乾與白芝麻，拌炒均勻。
7. 米飯煮好後加入6，稍微混合後盛入碗中。

1人份 **375** kcal

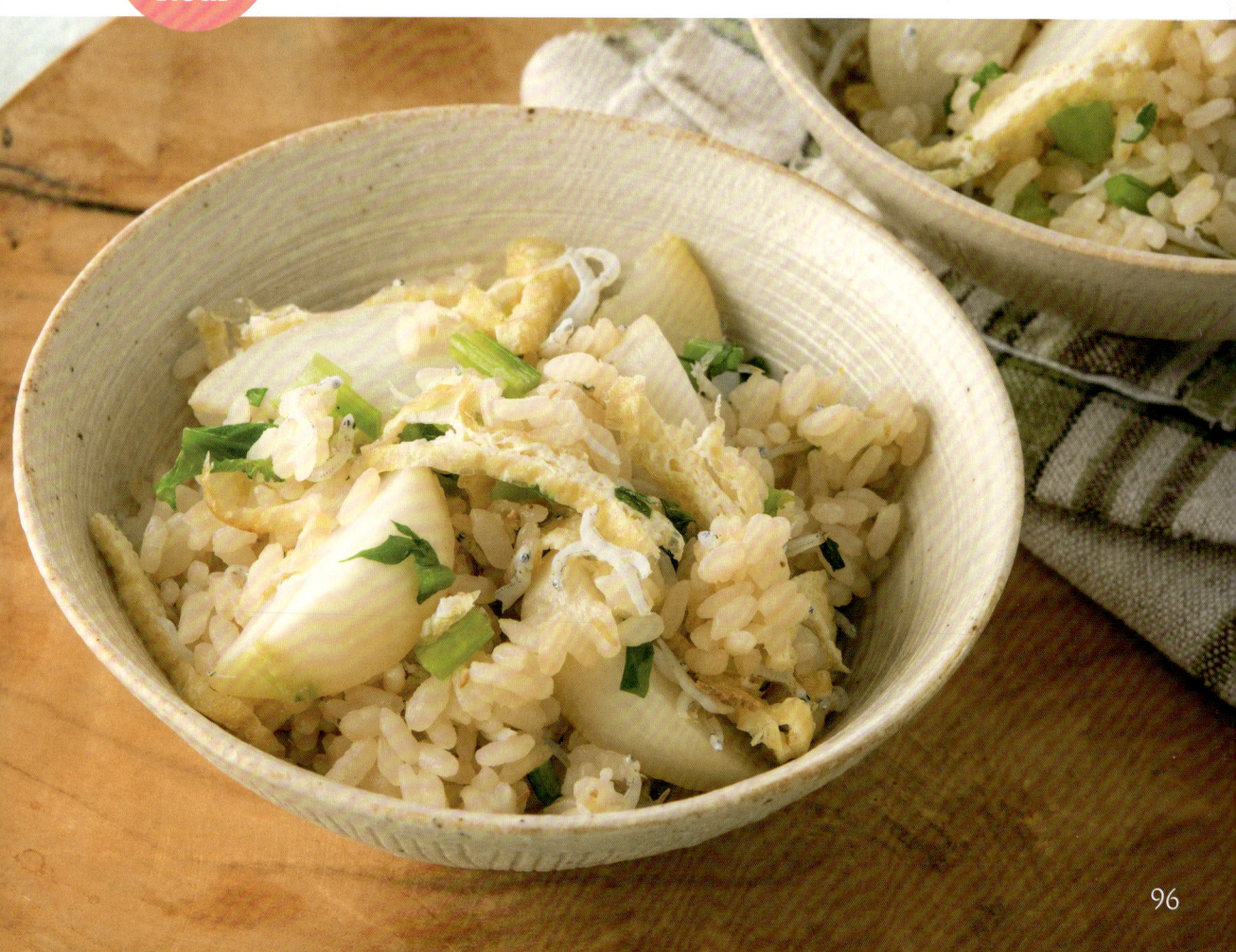

1人份
544 kcal

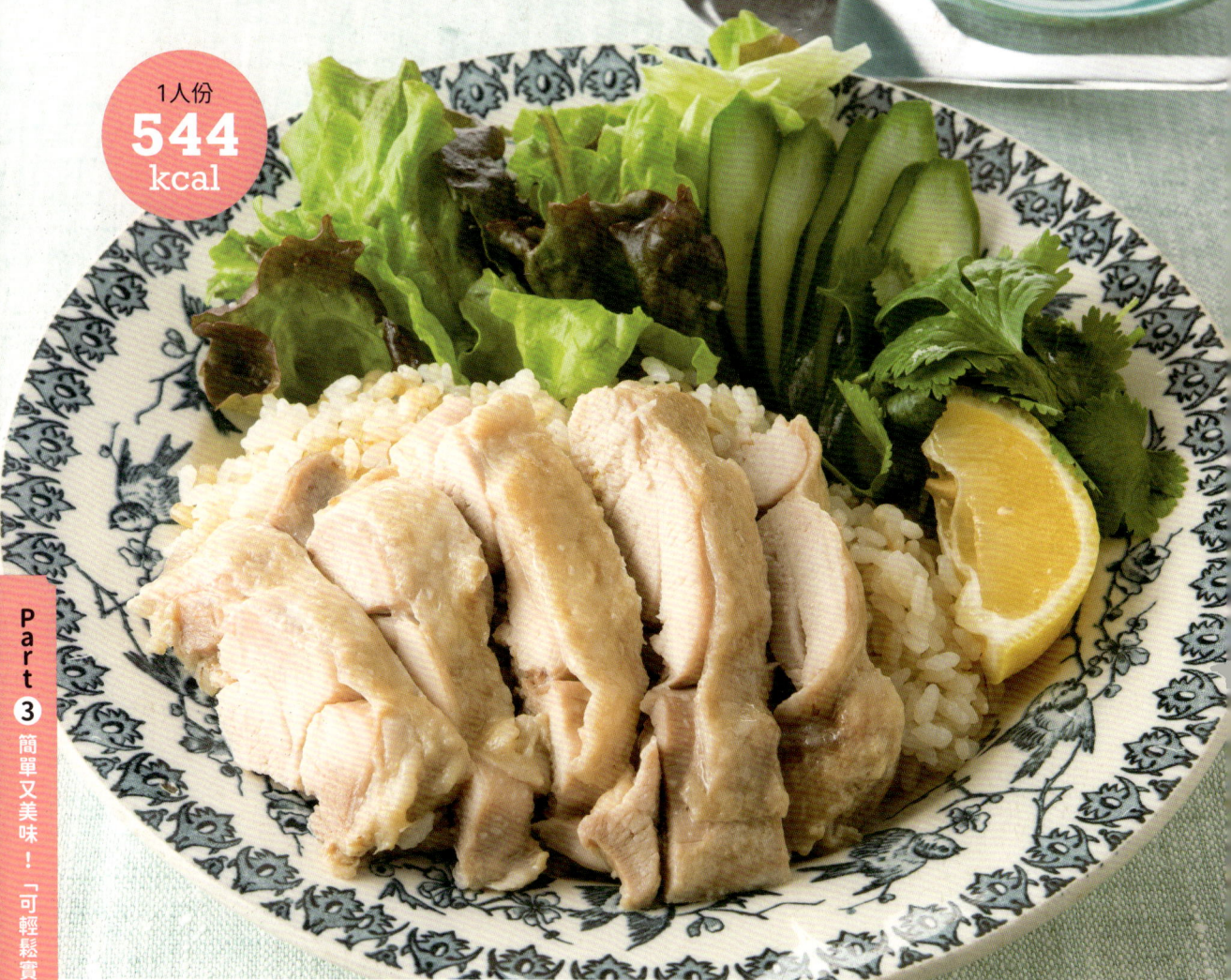

在自家享用正統泰式料理
泰式油雞飯

材料（2人份）

白米	1杯
雞腿肉	1塊（250g）
Ⓐ 魚露、酒、砂糖	各1小匙
香菜	2根
薑泥	1小匙
鹽	少許
小黃瓜、生菜、檸檬	各適量
Ⓑ 魚露	1大匙
砂糖、醋、芝麻油、醬油、水	各1大匙

料理步驟

1. 米洗淨後瀝乾水分。雞肉以Ⓐ搓揉入味。摘下香菜葉子，將香菜梗清洗乾淨。

2. 將1的米、薑泥、鹽放進電鍋，加入1杯水。擺上1的香菜梗，再放上1的雞肉，依照平常的方式煮飯。

3. 飯煮好後取出香菜梗。取出雞肉切成容易入口的大小，與飯一起裝盤。擺上1的香菜葉，依喜好添加斜切成片的小黃瓜、撕成易入口大小的萵苣葉與切成楔形的檸檬角。混合Ⓑ製作醬汁，淋在雞肉上。

Part 3 簡單又美味！「可輕鬆實踐的食譜」

1人份
504 kcal

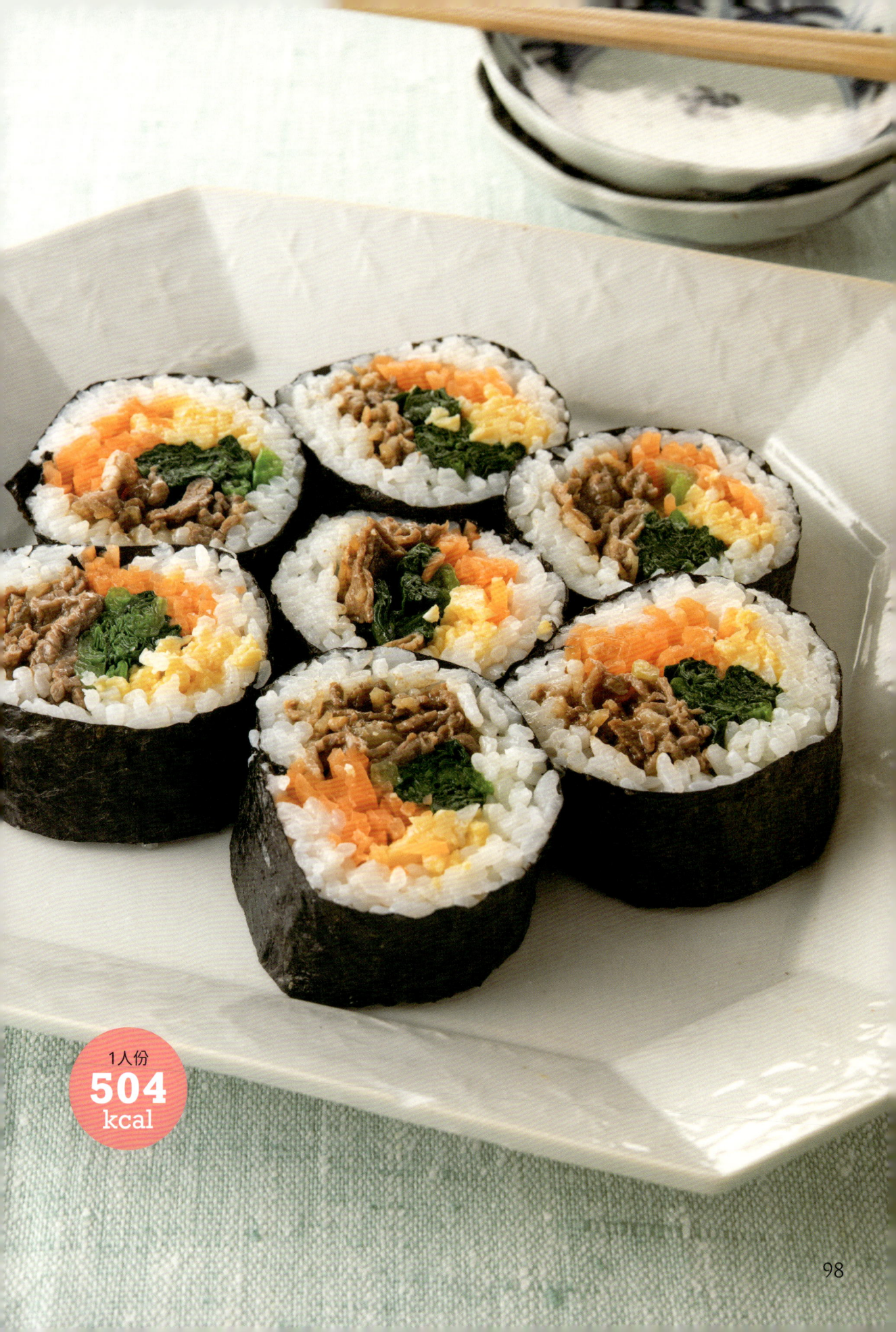

飽足感絕佳的豐盛飯捲

菠菜牛肉飯捲

材料 (2人份)

- Ⓐ 薑(切絲) 約1公分
  - 水、醬油、酒 各2小匙
  - 砂糖 1/2小匙
- 牛肉片 100g
- 菠菜 .... 2/3把(160g)
- Ⓑ 醬油、酒 各1小匙
  - 砂糖 1/2小匙
- 胡蘿蔔 1/3條
- Ⓒ 醋、砂糖 各1小匙
  - 鹽 1/4小匙
- 麻油 1小匙
- 蛋液 1顆份
- 白飯 300g
- Ⓓ 熟炒白芝麻粒 1大匙
  - 麻油 1小匙
  - 鹽 .... 少許
- 烤海苔 2片

料理步驟

1. 首先製作牛肉時雨煮※。鍋中加入Ⓐ，開大火煮沸後轉中火，將湯汁煮到稍微濃稠。加入牛肉，繼續煮至湯汁幾乎收乾。倒入調理盤稍微放涼。

2. 鍋中燒開水，將菠菜川燙後放入冷水中。擠乾水分後切成4cm長，將水分確實擠乾，加入Ⓑ拌勻。

3. 胡蘿蔔切絲放進耐熱盤中，加入1小匙的水(份量外)，鬆鬆覆上保鮮膜，放進微波爐加熱1分鐘。放涼後擠乾水分，加入Ⓒ混合均勻。

4. 平底鍋加熱芝麻油，倒入蛋液。邊攪拌邊加熱，製作炒蛋。

5. 將Ⓓ加入熱飯中拌勻。

6. 將竹簾攤開在砧板上，放1片烤海苔，再將一半份量的**5**的白飯均勻鋪在海苔上。接著將瀝乾水分的**1、2、3、4**排列在飯上並注意配色，從靠自己的這邊開始捲，捲完後封口朝下靜置固定。剩餘的材料也以同樣方式製作。切成容易入口的大小後裝盤。

Part 3 簡單又美味！「可輕鬆實踐的食譜」

※「時雨煮」(しぐれ煮)源自日本的傳統料理方式，用醬油、味醂(或砂糖)、薑等調味料，小火慢慢煮製的甘鹹風味煮物。

咖哩粉可依喜好增量!
咖哩蕎麥麵

材料（2 人份）

雞腿肉	120g
胡蘿蔔	1/2 根（100g）
山芹菜	1/2 束
十割蕎麥麵※（乾燥麵條）	2 把（200g）
芝麻油	1/2 大匙
咖哩粉	2 大匙
小魚乾高湯	3 杯
A 醬油、砂糖、酒	各 2 大匙
A 太白粉	1 大匙

料理步驟

1. 雞肉斜切成1cm寬。胡蘿蔔切成3cm的長條薄片。山芹菜切成容易食用的長度。
2. 在鍋中煮沸大量開水，將蕎麥麵依照包裝上的指示煮熟後，以冷水沖洗並瀝乾。
3. 在鍋中加熱芝麻油，炒**1**的雞肉和胡蘿蔔。炒到雞肉變色時，撒入所有的咖哩粉拌勻，並倒入小魚乾高湯。
4. 煮沸後稍微將火調小，繼續煮至食材熟透。加入混合好的 **A** 再煮沸，接著加入**2**加熱。最後加入**1**的山芹菜後關火並盛入碗中。

※ 這裡是指使用100%蕎麥粉製成的麵

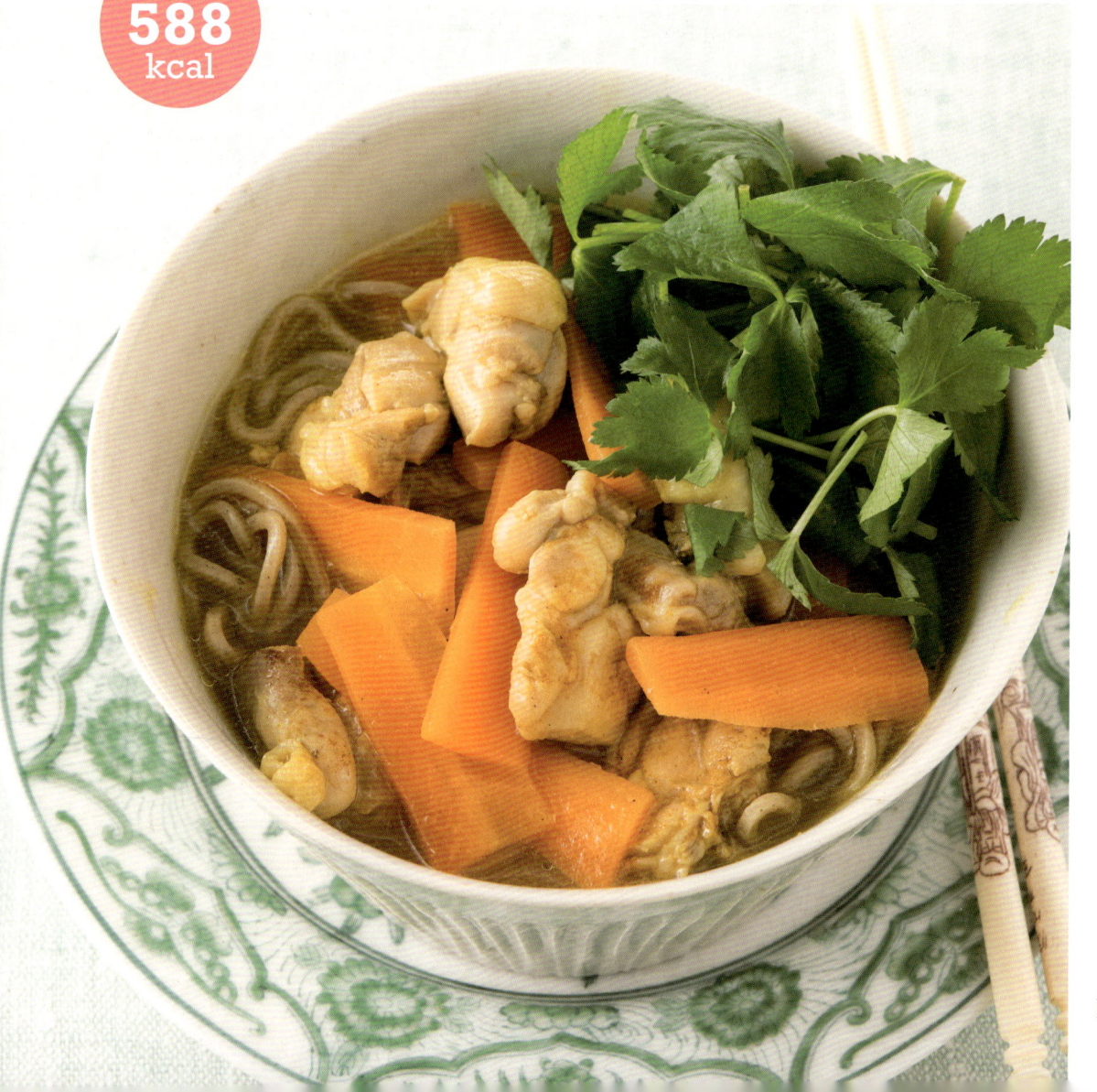

1人份
588 kcal

100

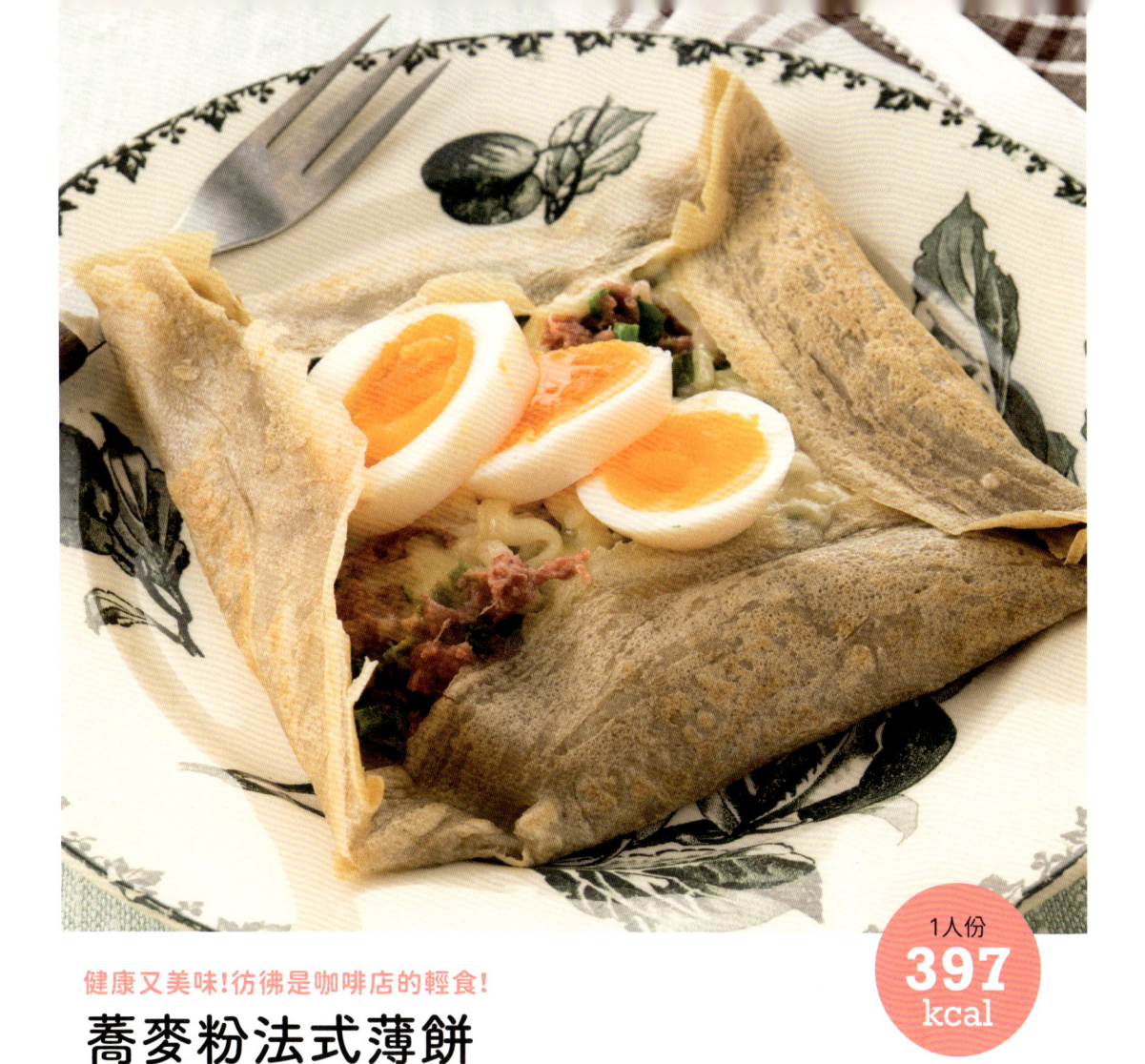

Part 3 簡單又美味！「可輕鬆實踐的食譜」

健康又美味！彷彿是咖啡店的輕食！

蕎麥粉法式薄餅

1人份 **397** kcal

材料 （2人份）

| 蛋 | 1顆 |
| 水 | 3/4杯 |

Ⓐ
- 蕎麥粉 ………… 60g
- 太白粉 ………… 2小匙
- 鹽 ……………… 1撮

水煮蛋	1顆
罐頭牛肉	小罐1罐（90g）
菠菜	1/3把
美乃滋	2小匙
橄欖油	適量
披薩用切達起司（起司粉也OK）	40g

料理步驟

1. 蛋打散後加水混合均勻。

2. 缽中放入Ⓐ稍微混合，接著慢慢倒入1，攪拌至沒有顆粒為止。直接放入冰箱靜置1小時(靜置1晚也OK)。

3. 水煮蛋切成5mm厚的圓片。將罐頭牛肉撥鬆備用。

4. 以鍋子將水煮沸，菠菜川燙後擠乾水分切碎。放入小盤子，加美乃滋並攪拌均勻。

5. 大平底鍋薄薄塗上一層橄欖油，以中強火加熱。將2的麵糊一半倒入平底鍋並均勻攤開。麵糊開始變熟後，依序放入一半分量的4、3的罐頭牛肉及切達起司。將四邊稍微往內折，放上一半份量的3的水煮蛋，蓋上鍋蓋再煎1～2分鐘至完全加熱後裝盤。其餘的材料也以同樣方式料理。

101

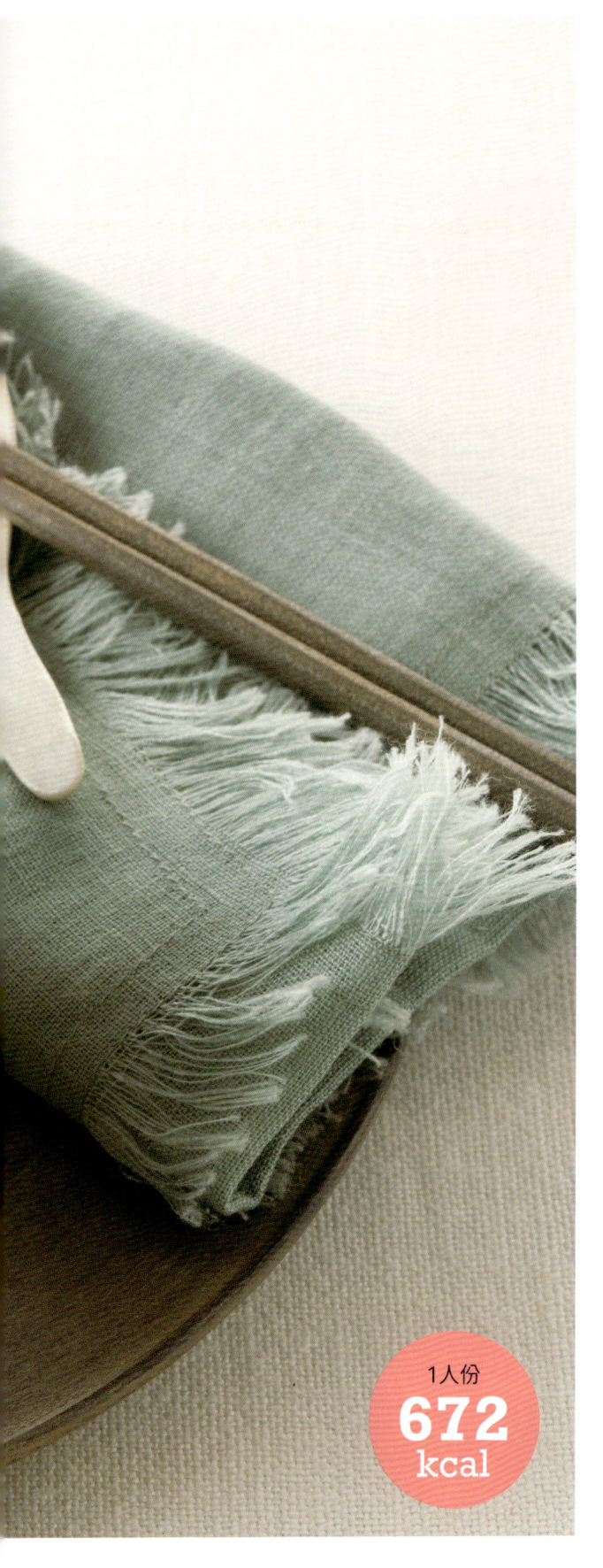

**依喜好添加辣椒粉或
海苔絲也很美味!**

豆腐
親子麵

材料 (2人份)

板豆腐	1/2 塊（200g）
小松菜	3 株
蛋	2 顆
十割蕎麥麵（乾燥麵條）	2 把（200g）
芝麻油	1/2 大匙
薑（切末）	3～4cm
雞絞肉	100g

Ⓐ
小魚乾高湯	3 杯
醬油	2又1/2 大匙
酒	2 大匙
砂糖	5 小匙
鹽	少許

太白粉水	（太白粉、水…各2大匙）
一味辣椒粉	適量

料理步驟

1. 板豆腐切成1cm厚。小松菜切成3cm長。蛋打散備用。

2. 鍋中加入大量的水煮沸，蕎麥麵依照包裝指示煮熟後，用冷水沖洗並瀝乾，分成兩份裝在碗中。

3. 鍋中放入芝麻油、薑末與雞絞肉後開火，稍微炒散。待雞肉變色後再加入Ⓐ並轉大火。

4. 沸騰後加入**1**的板豆腐、小松菜再煮2～3分鐘。接著倒入太白粉水，大動作攪拌並煮至濃稠，接著繞圈倒入**1**的蛋液。待蛋液變成稍微凝固的半熟狀後關火。將**2**盛入碗中，依喜好撒上一味辣椒粉。

1人份
672 kcal

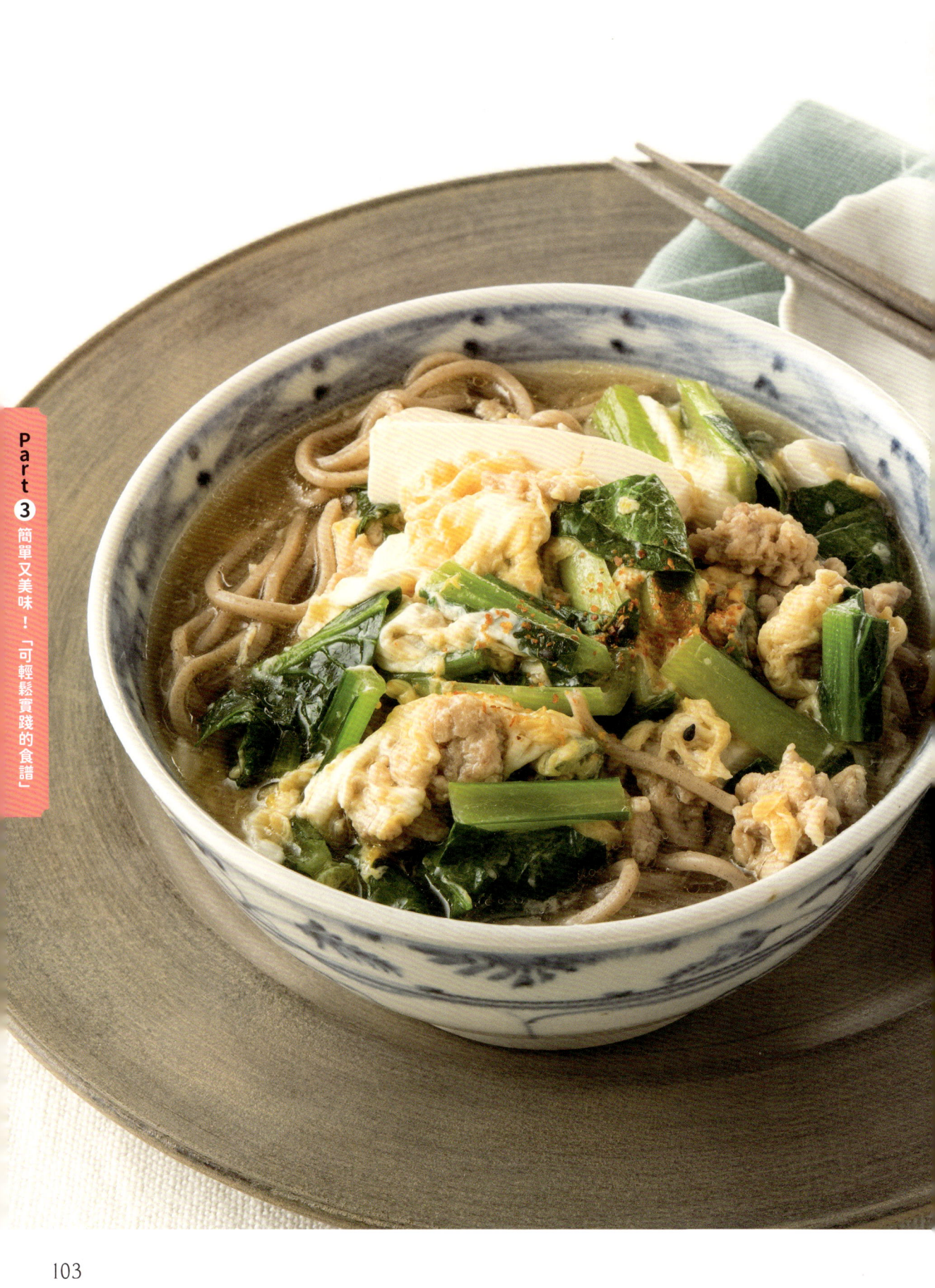

Part 3 簡單又美味！「可輕鬆實踐的食譜」

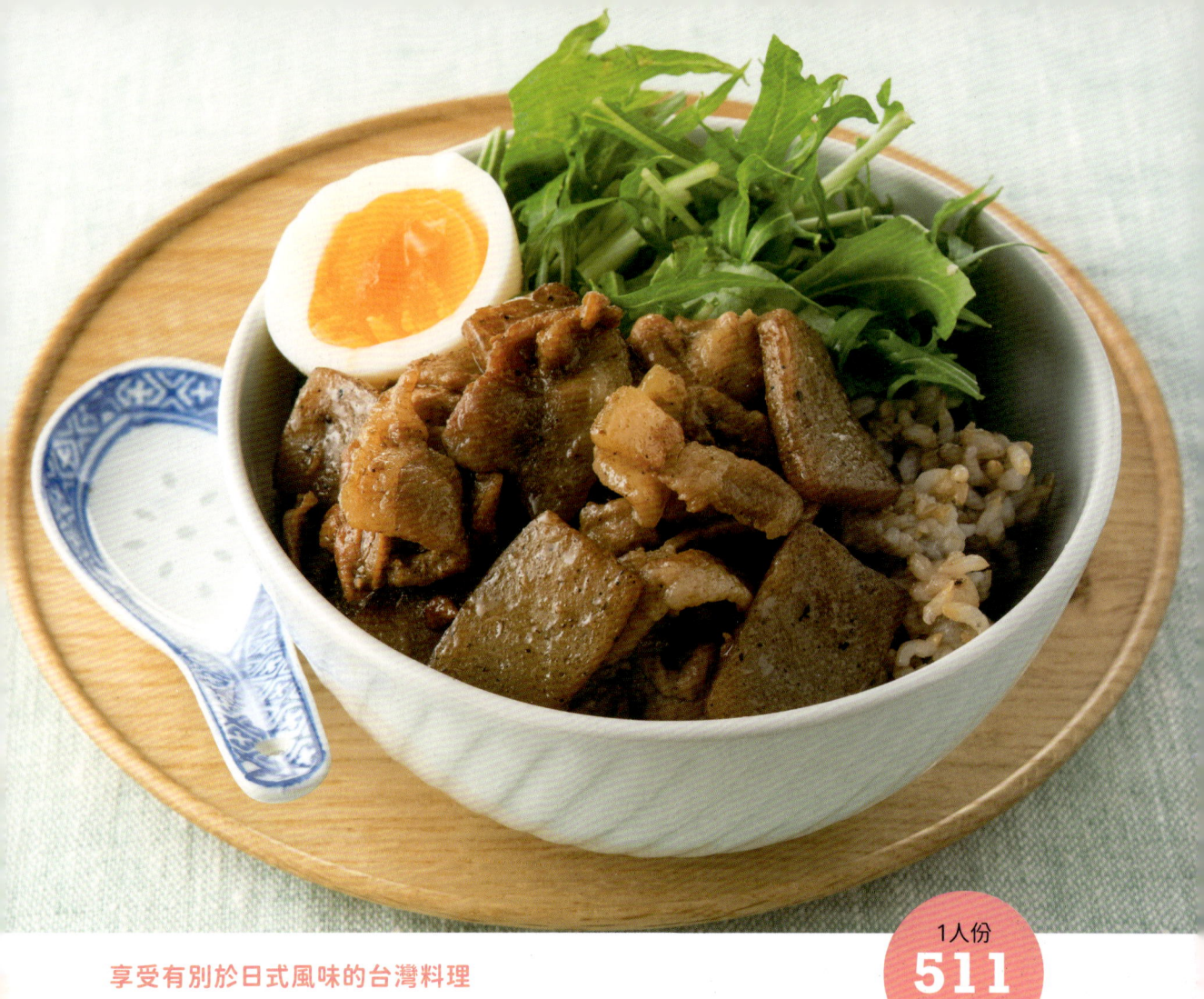

享受有別於日式風味的台灣料理

簡單滷肉飯

1人份
511 kcal

材料 （2人份）

豬肉片	150g
水菜	1株
水煮蛋	1顆
蒟蒻	1/2塊（100g）
芝麻油	1/2大匙
薑（切末）	約1cm

Ⓐ
水	1杯
醬油、酒	各1又2/3大匙
砂糖	1大匙
蠔油	1小匙
五香粉	1/3小匙

糙米飯 …………………… 300g

料理步驟

1. 豬肉若太大片則切半。水菜切成容易入口的長度。水煮蛋剝殼備用。

2. 蒟蒻先縱向切半後再切成薄片。在鍋中煮沸熱水，稍微川燙後以篩網撈起，將水分徹底瀝乾。

3. 芝麻油與薑放入平底鍋中加熱，加入**1**的豬肉炒散。炒至上色後移到鍋邊，將**2**放進鍋中炒過，接著加入Ⓐ拌炒至入味。

4. 加入**1**的水煮蛋，蓋上鍋蓋煮約5分鐘。掀蓋後繼續煮至湯汁收乾，並不時翻動。

5. 糙米飯盛入碗中，將水煮蛋以外的**4**盛在飯上。加上**1**的水菜，接著將水煮蛋切半後放在飯上。

加入冬粉增量！
鮮蝦雞柳越式春捲

材料（2人份）

Ⓐ 醋	50㎖
砂糖	35g
辣椒（粗末）	1根
魚露	1大匙
蝦（帶殼）	8隻
雞柳	2條（100g）
鹽、砂糖	各1/2小匙
酒	1大匙
豆芽菜	1/2包
綠豆冬粉（乾）	15g
小黃瓜	1條
越南米紙	4張
紫蘇葉	4片

料理步驟

1. 首先製作沾醬。Ⓐ放入小鍋中並開火，邊加熱邊攪拌至濃稠。加入魚露，攪拌均勻後移至小碟中。

2. 以鍋子煮沸熱水，將帶殼蝦燙熟。稍微冷卻後剝殼，從背部縱切成半，去除腸泥。

3. 雞柳去筋，以鹽、砂糖搓揉入味，並排在耐熱盤中。撒上酒並鬆鬆覆上保鮮膜，放進微波爐加熱2～3分鐘。稍微冷卻後用手撕成粗條。

4. 以鍋子煮沸熱水，豆芽菜川燙後瀝乾。冬粉依照包裝指示泡發後瀝乾，並以廚房紙巾將水氣確實吸乾。小黃瓜斜切成薄片後切絲。

5. 將1張米紙沾濕，鋪上1片紫蘇葉，接著並排鋪上4片**2**的蝦，再分別擺上1/4份量的**3**與**4**。從靠自己的這一側緊密捲起並排除空氣，將餡料包住。捲好後封口朝下，以大力擰乾的濕布巾覆蓋。剩餘的春捲以同樣方式製作，分切成容易入口的大小，裝盤並附上**1**的沾醬。

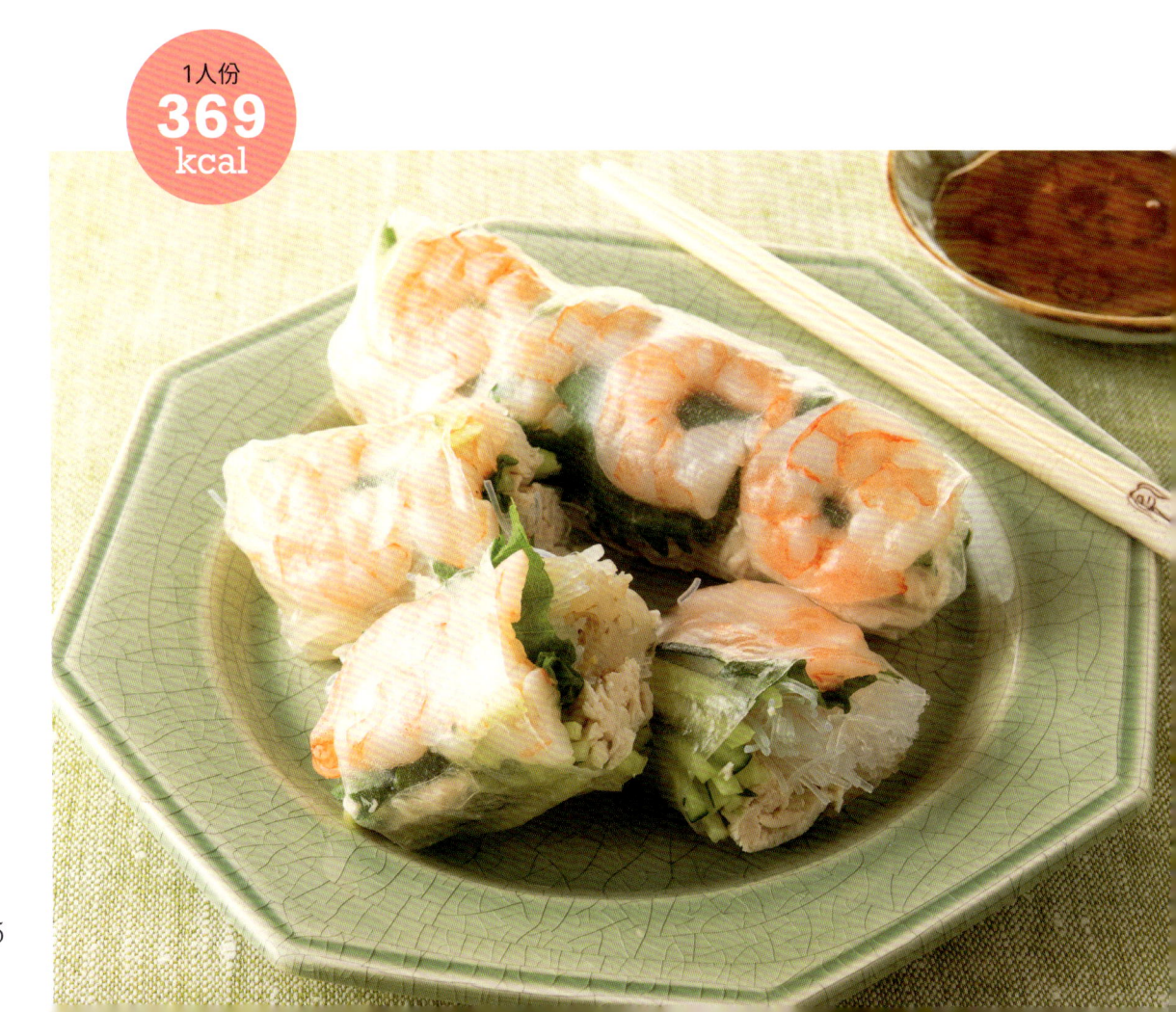

1人份 **369 kcal**

Part 3 簡單又美味！「可輕鬆實踐的食譜」

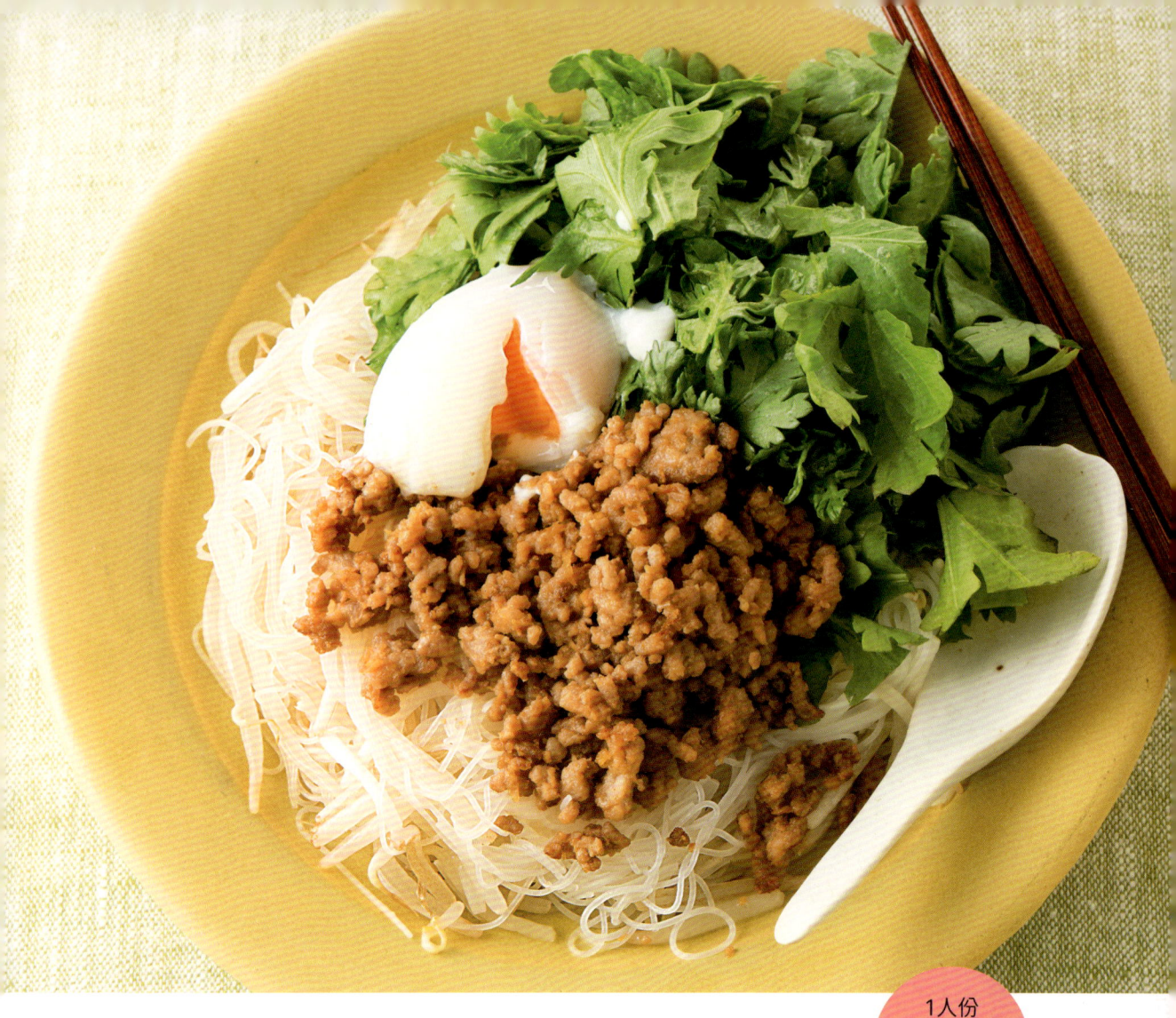

肉燥的美味令人上癮！

乾拌米粉

1人份 596 kcal

材料（2人份）

米粉（乾燥）	150g
Ⓐ 芝麻油、醋、醬油	各1小匙
豆芽菜	1/2包
山茼蒿	1/2把
芝麻油	1小匙
豬絞肉	150g
Ⓑ 水	1/3杯
酒、味噌	各4小匙
砂糖、蠔油	各1小匙
薑（切末）	3～4cm
溫泉蛋	2顆

料理步驟

1. 以鍋子煮沸大量的水，依照包裝指示將米粉煮熟。以流水清洗，將水氣確實瀝乾後移到缽中，加入Ⓐ並攪拌均勻。

2. 豆芽菜放進耐熱盤，以保鮮膜鬆鬆蓋起，微波加熱1分30秒後將水分瀝乾。山茼蒿切成2cm長。

3. 以平底鍋加熱芝麻油，加入豬絞肉翻炒變色後，倒入混合好的Ⓑ。邊攪拌邊煮直到剩下一點湯汁。

4. 將**1**的米粉盛入碗中，鋪上**2**與**3**，最後放上溫泉蛋。邊吃邊攪拌。

106

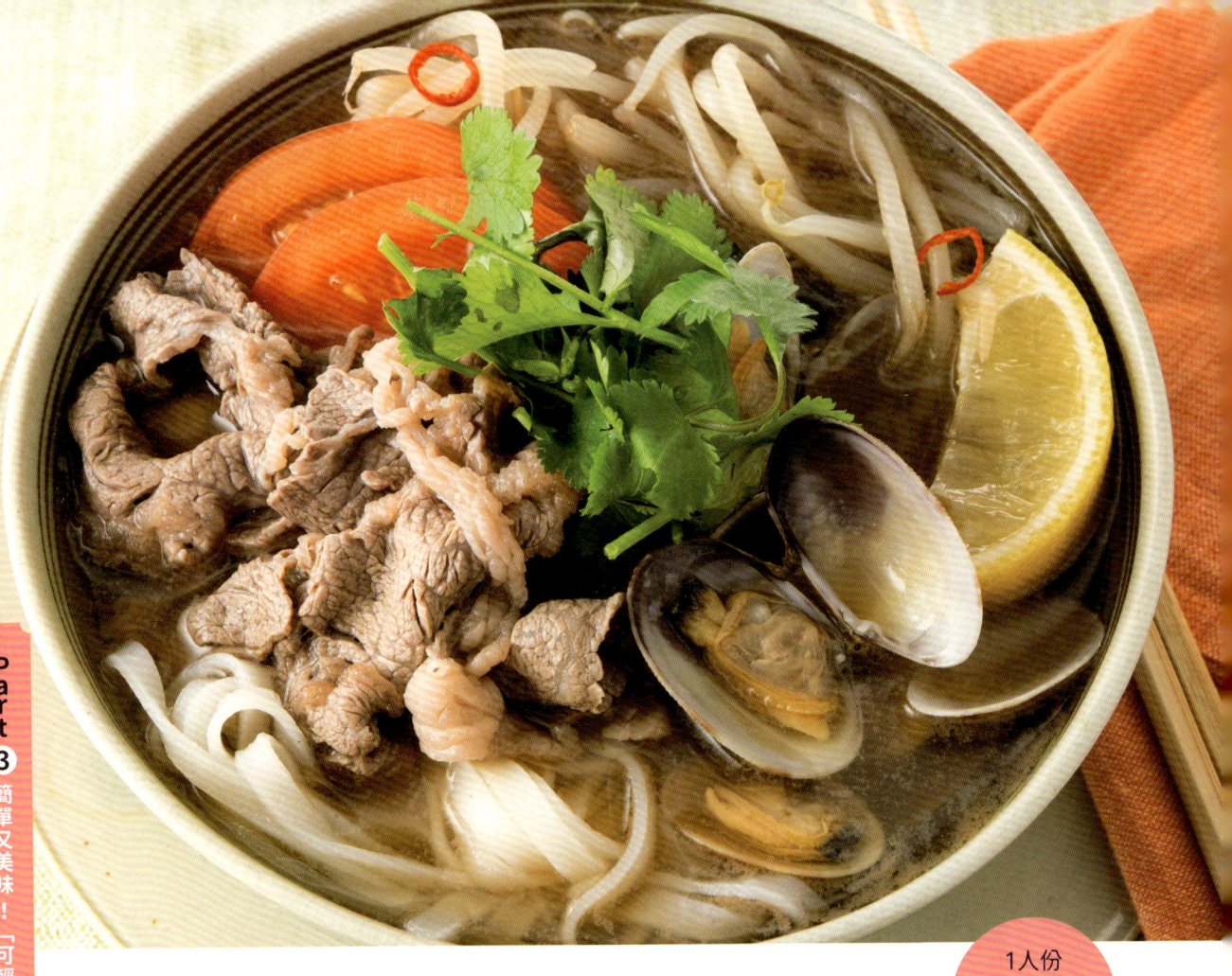

Part 3 簡單又美味！「可輕鬆實踐的食譜」

充滿海瓜子與牛肉鮮味的越式河粉料理

海瓜子牛肉河粉

1人份
351 kcal

材料 （2人份）

河粉（米麵條、乾燥）	120g
香菜	2支
番茄	1/2個
海瓜子（帶殼，已吐沙）	200g
芝麻油	1/2大匙
酒	3大匙
火鍋牛肉片	100g
豆芽菜	1/2袋
水	2杯
紅辣椒（切圓片）	1/2根
A｛魚露	1又1/3大匙
醬油	1大匙
砂糖	1小匙
檸檬（切成楔形）	適量

料理步驟

1. 以鍋子煮沸大量的水，依照包裝指示煮熟河粉。以流水沖洗去除滑膩感。

2. 香菜隨意切過，番茄切成半圓片。海瓜子以殼互相摩擦清洗乾淨並瀝乾水分。

3. 芝麻油倒入鍋中加熱，加入**2**的海瓜子稍微炒過。將酒倒入並蓋上鍋蓋轉強火。待海瓜子開口後，加入牛肉與豆芽菜稍微攪拌，接著加入水與紅辣椒煮至沸騰。

4. 加入Ⓐ，若覺得味道太淡，可另外加入鹽與胡椒（份量外）調味。加入**1**的河粉與**2**的番茄，稍微加熱後盛入碗中。撒上**2**的香菜，並依喜好擠入檸檬汁。

1人份
320 kcal

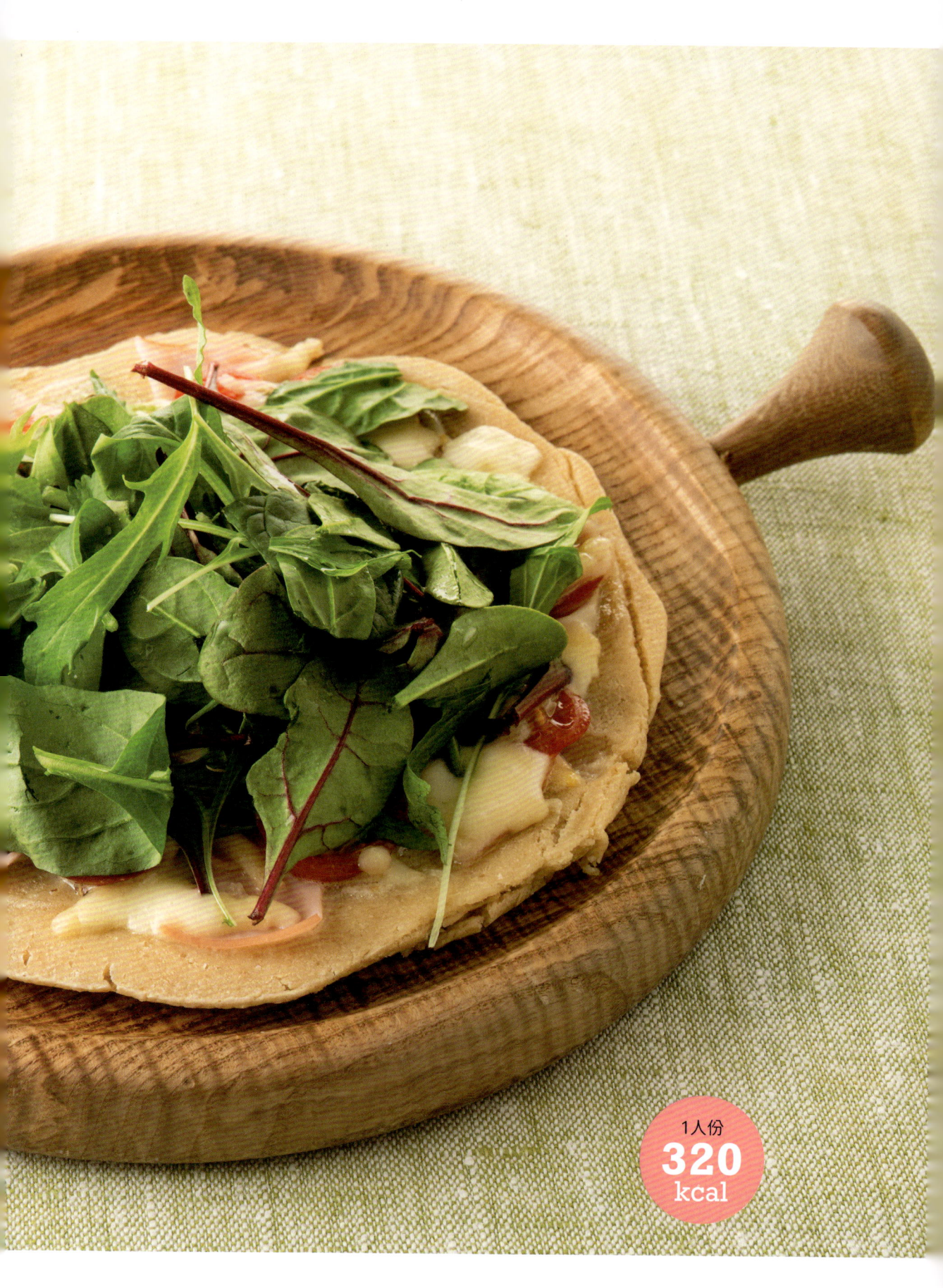

以平底鍋就能簡單製作的
免烤披薩！

燕麥披薩

材料 (2人份)

小番茄	4～5個
火腿	5片
燕麥片	30g
A 豆渣粉	2大匙
太白粉	1大匙
鹽	少許
水	1/2杯
橄欖油	2小匙
B 美乃滋	2小匙
中濃醬	1/2大匙
披薩用切達起司	40g
貝比生菜	適量

料理步驟

1 小番茄切成3～4等分的圓片，火腿切成6等分。

2 燕麥片用食物處理機打成粉末狀，加入Ⓐ混合後，再加入水混合均勻，靜置約10分鐘，最後加入橄欖油混合。將麵團分成兩份擀成圓片狀披薩餅。

3 平底鍋中薄薄抹一層橄欖油(份量外)，放入2的披薩麵皮，小火煎約3分鐘。上色後翻面先關火，混合Ⓑ並將一半份量均勻薄塗於麵皮上，鋪上一半份量的1與起司。再度開小火，蓋上鍋蓋蒸烤約5分鐘。起司融化後放上適量的貝比生菜後關火，蓋上鍋蓋悶約30秒，盛入容器。剩下的材料也以同樣的方式製作。

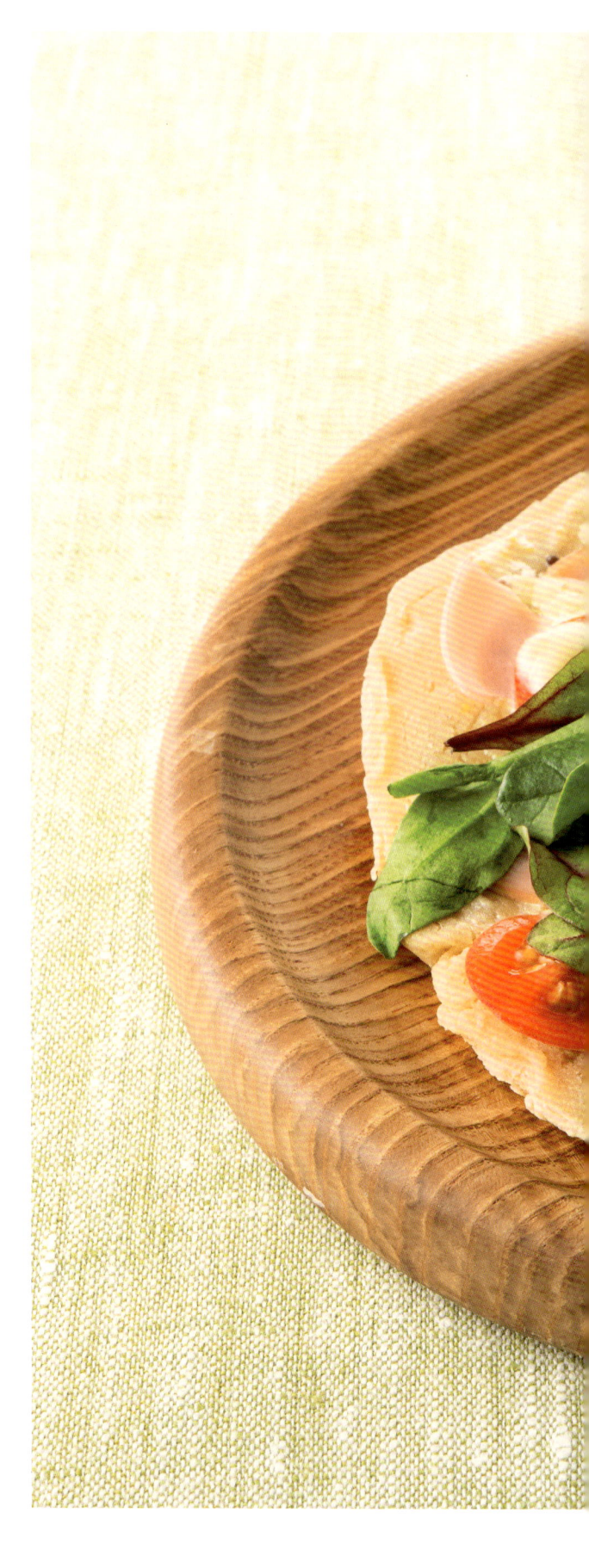

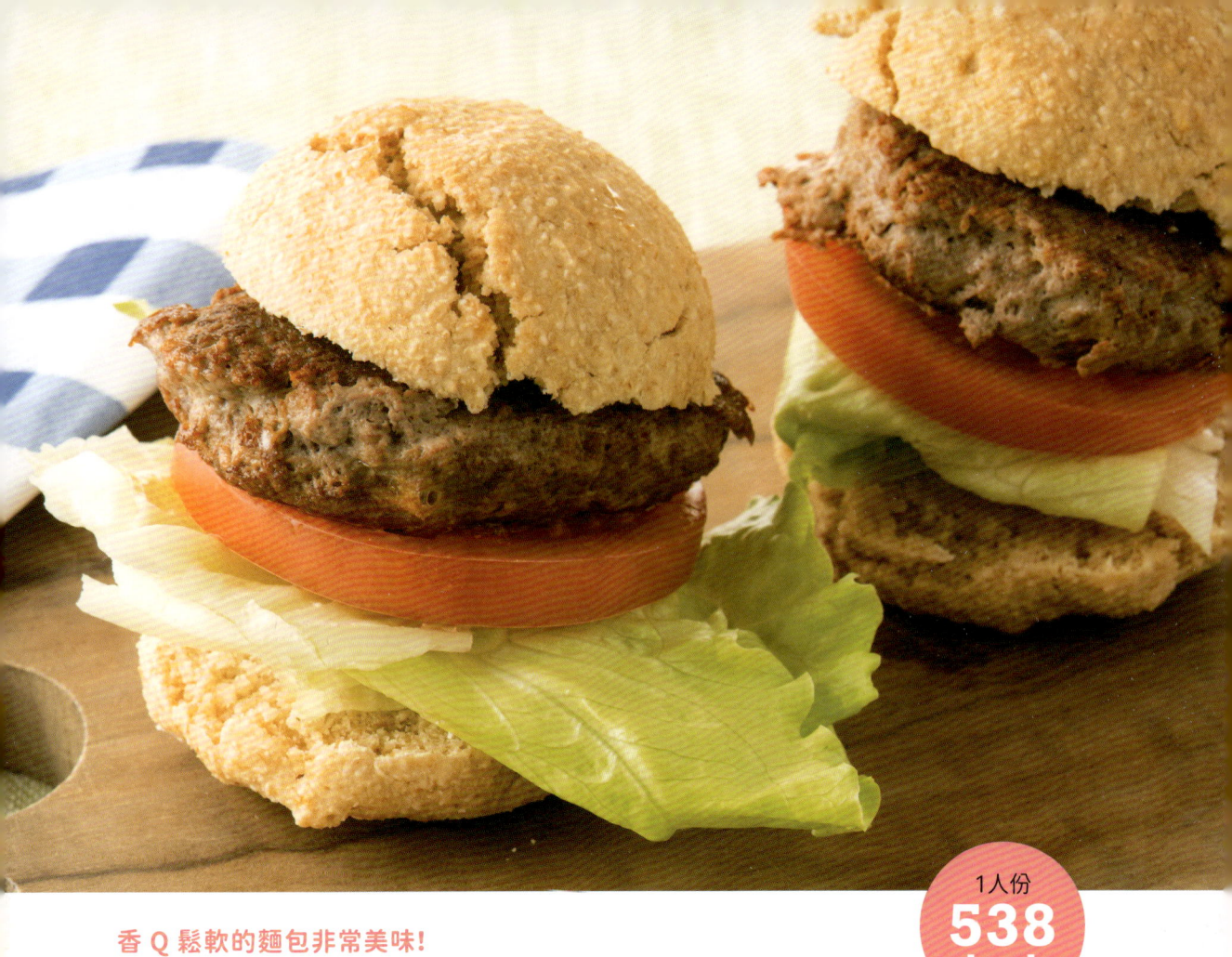

香 Q 鬆軟的麵包非常美味！

燕麥麵包的漢堡

1人份 **538** kcal

材料（2 人份）

燕麥片	120g
雞蛋	2 顆
A 太白粉	35g
A 二號砂糖	1 大匙
A 泡打粉	1 小匙
A 鹽	1/4 小匙
水	100〜110㎖
B 鹽	1/3 小匙
B 胡椒、肉豆蔻	各少許
牛絞肉	200g
奶油	10g
芥末醬	適量
萵苣	2 小片
番茄	1/2 顆

料理步驟

1. 燕麥片用食物處理機打成粉末狀。雞蛋(1顆)打散。

2. 將**1**的燕麥片與Ⓐ放入缽中混合。攪拌均勻後加入**1**的蛋液混合，接著加水混合攪拌成形。將手沾溼，分成2等份搓成圓形。

3. 將**2**放入預熱至200°C的烤箱中，烤20〜25分鐘。

4. 將另一個雞蛋在缽中打散，並且加入Ⓑ與牛絞肉充分混合。

5. 以加熱的平底鍋融化奶油，將**4**分成2等分壓成圓片，兩面煎至熟透。

6. 將**3**的麵包橫切成兩半，切面薄薄塗上一層芥末醬。將1片萵苣折疊後放在其中一邊的麵包上，接著依序疊上切片番茄、**5**的漢堡排，最後以另一邊的麵包夾起來並裝盤。剩餘的材料也以同樣方式製作。

口感濃稠柔軟的燕麥
隔夜燕麥粥

材料（2人份）

燕麥片	80g
二號砂糖	1～2大匙
杏仁奶（無糖）	1杯
香蕉	1根
橘子	1顆
核桃	20g
肉桂粉	適量

料理步驟

1. 將燕麥片、二號砂糖與杏仁奶放入缽中混合。攪拌均勻後蓋上保鮮膜，放入冰箱靜置一晚(約5～6小時)。

2. 香蕉斜切成薄片。橘子去皮後切1/4圓片。核桃稍微壓碎。

3. 將1移入碗中並擺上2。依個人喜好灑上肉桂粉。

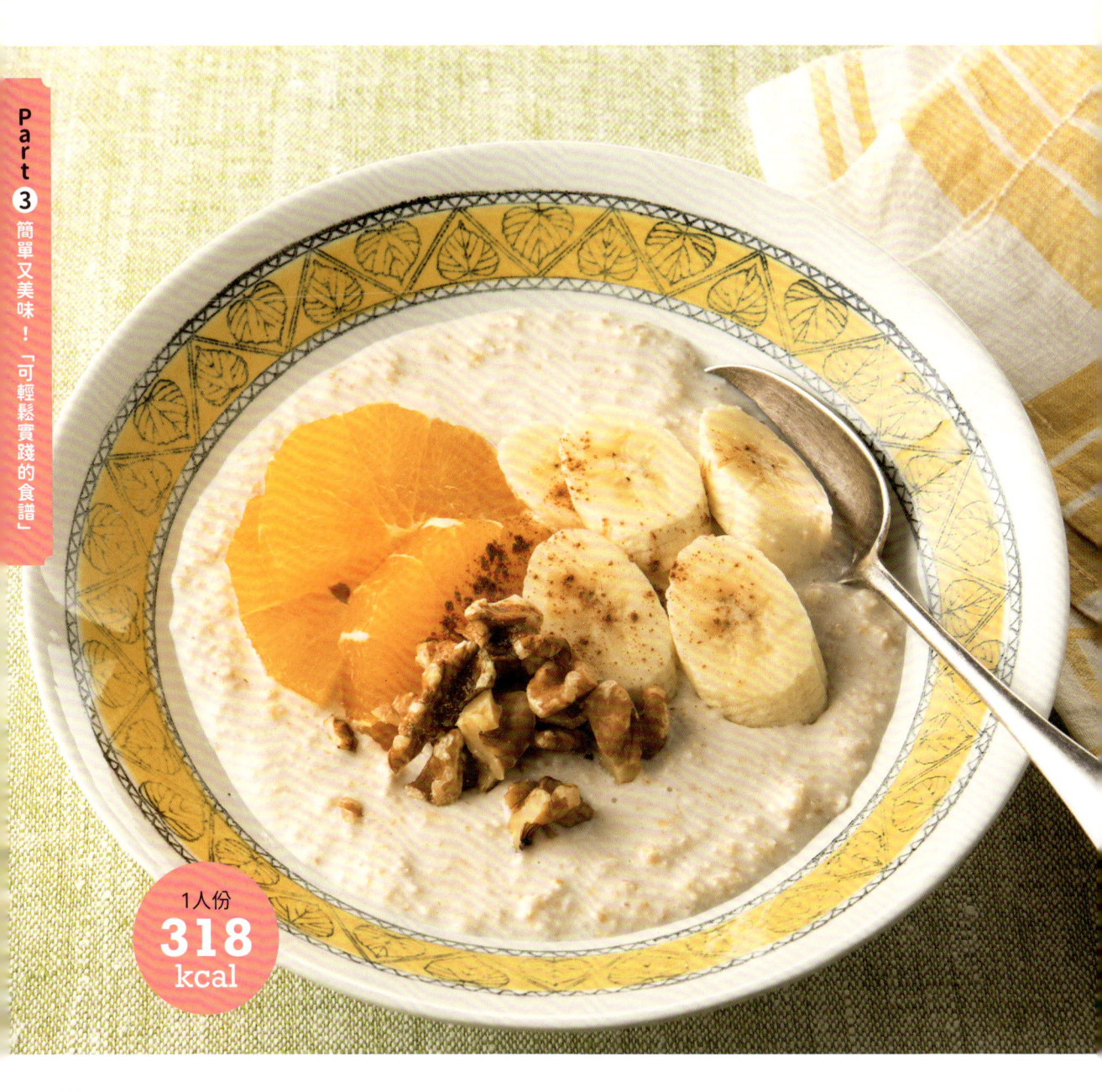

Part 3 簡單又美味！「可輕鬆實踐的食譜」

1人份 318 kcal

甜點＆飲料食譜

低FODMAP而且美味！
介紹7道甜點與飲料的食譜。

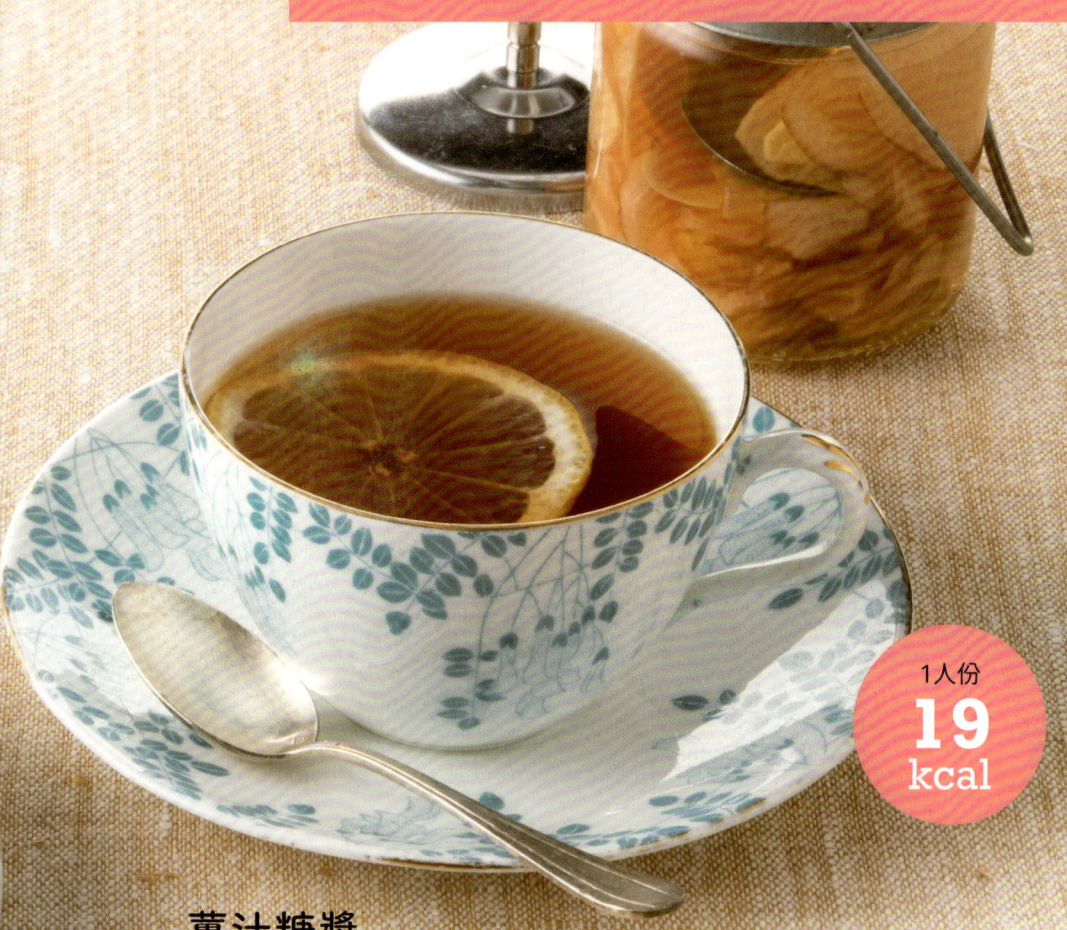

1人份 19 kcal

薑汁糖漿

材料（容易製作的份量）

薑（切片）……………………50g
細砂糖…………………………50g
水………………………………1杯

料理步驟

1. 將水在鍋中煮沸，薑片稍微燙過後，撈起瀝乾水分。

2. 另一個鍋子加入細砂糖與食譜份量的水，放入1加熱。沸騰後轉小火，煮約10分鐘後關火。稍微冷卻後移至保存容器中，放進冰箱保存（最長約可保存1個月）。

薑汁檸檬茶

材料（2人份）

熱開水…………………………1又1/2杯
紅茶（茶包）…………………2個
薑汁糖漿………………………2〜3大匙
檸檬（切片）…………………2片

料理步驟

1. 熱水煮沸後放入紅茶。

2. 薑汁糖漿倒入杯中，再注入1，並擺上檸檬片。

112

香蕉甜味大升級！

煎香蕉

材料（2 人份）

香蕉	2 根
奶油	15g
細砂糖	1 大匙
核桃（已烘焙，無鹽）	10g
肉桂粉	適量

料理步驟

1. 香蕉去皮後，縱切成兩半。

2. 以平底鍋加熱奶油，放入香蕉煎 1～2 分鐘。翻面後繼續煎，並撒上細砂糖。煎至表面金黃後裝盤。撒上碎核桃及肉桂粉。

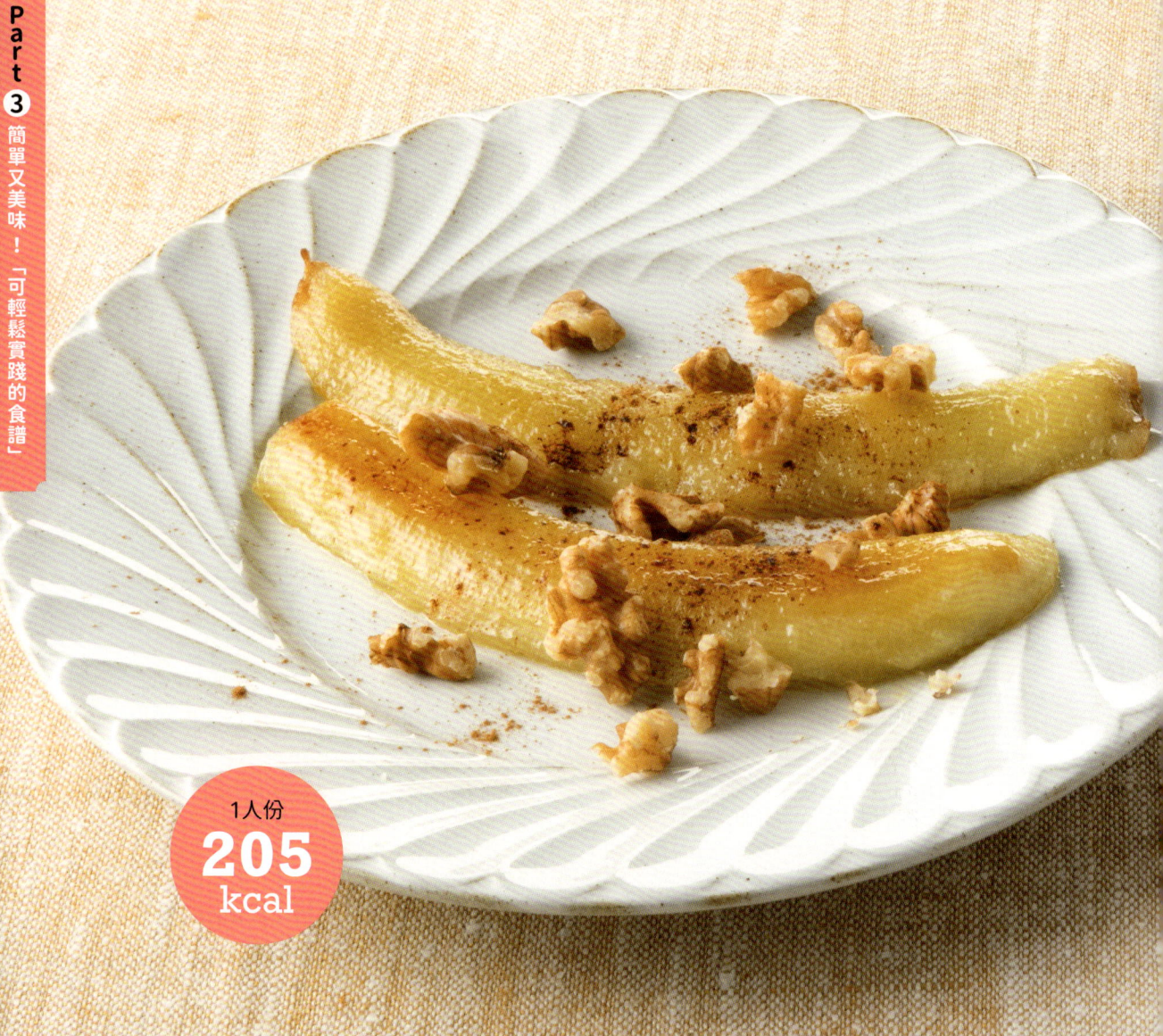

Part 3 簡單又美味！「可輕鬆實踐的食譜」

1 人份
205 kcal

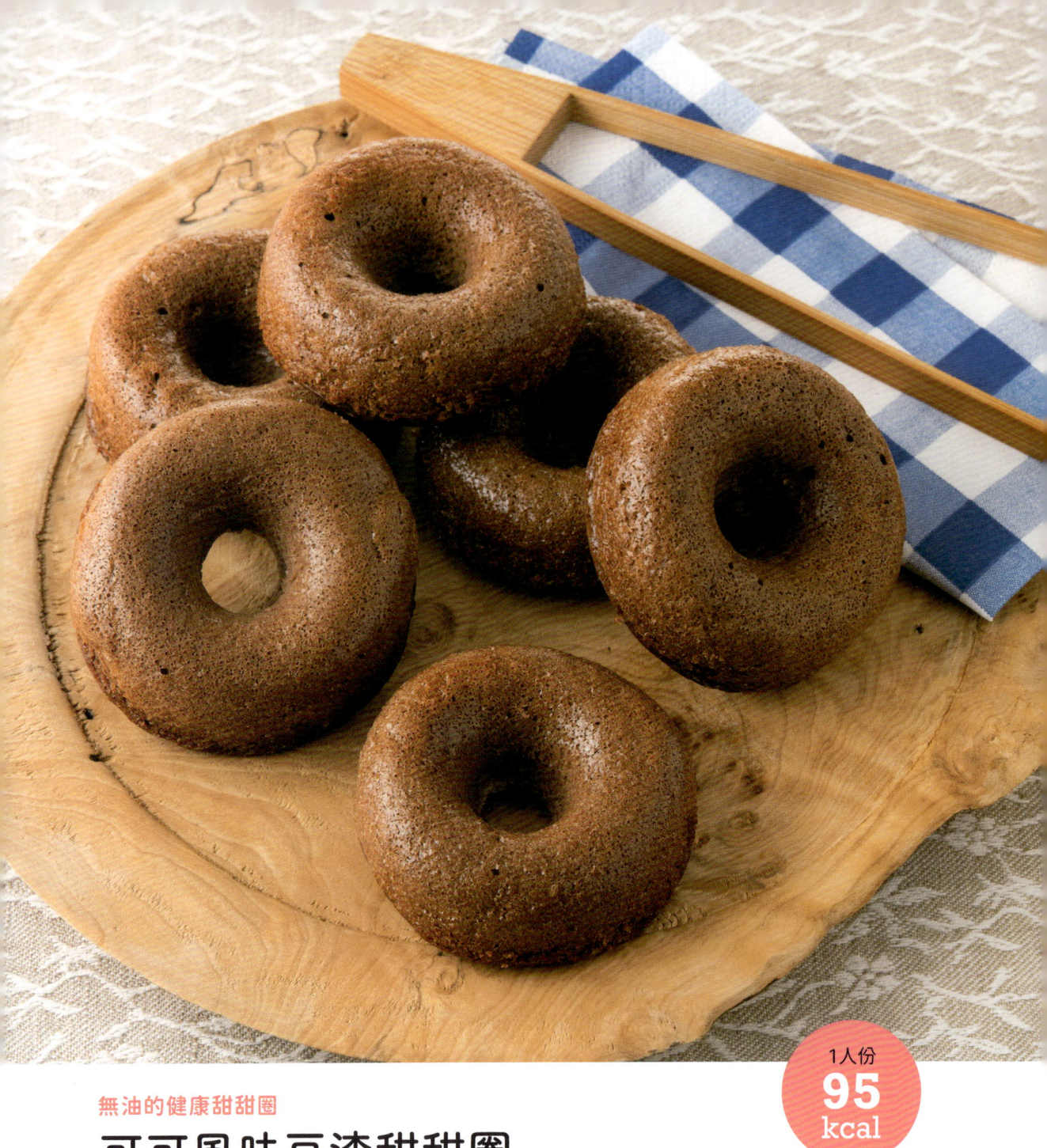

無油的健康甜甜圈

可可風味豆渣甜甜圈

1人份
95 kcal

材料 （6個份）

蛋	1顆
杏仁奶（無糖）	1杯
砂糖	60g
豆渣粉	60g
可可粉	2小匙
泡打粉	1小匙
肉桂粉	少許

料理步驟

1. 將蛋在缽中打散，加入杏仁奶與砂糖，攪拌至順滑的糊狀。

2. 加入豆渣粉、可可粉、泡打粉與肉桂粉，攪拌至表面光滑後，倒進甜甜圈模具中。

3. 以預熱至180°C的烤箱烘烤約15分鐘。

草莓醬帶來華麗的視覺效果!

杏仁奶酪佐草莓醬

材料 (2人份)

草莓	100g
細砂糖	30g
檸檬汁	1小匙
水	2大匙
吉利丁粉	5g
杏仁奶(無糖)	1又1/2杯
砂糖	2大匙
薄荷葉	適量

料理步驟

1. 首先製作草莓醬。草莓洗淨後去除水分,去蒂後放入耐熱缽中,以叉子等稍微壓碎。不蓋保鮮膜,直接放入微波爐加熱1分鐘。暫時取出並仔細攪拌,小心不要燙傷,再度以微波爐加熱30秒後立刻取出,加入細砂糖與檸檬汁攪拌均勻。稍微放涼後,放入冰箱冷藏。

2. 將食譜份量的水放進小碗中,撒進吉利丁粉充分攪拌泡軟。

3. 將杏仁奶和砂糖放進小鍋中開火。待砂糖溶解後離火,加入 **2** 攪拌至溶解。將整個小鍋浸泡在冰水中,攪拌冷卻至變稠。

4. 倒入容器,放進冰箱冷藏凝固。淋上 **1** 的草莓醬,並依喜好以薄荷葉裝飾。

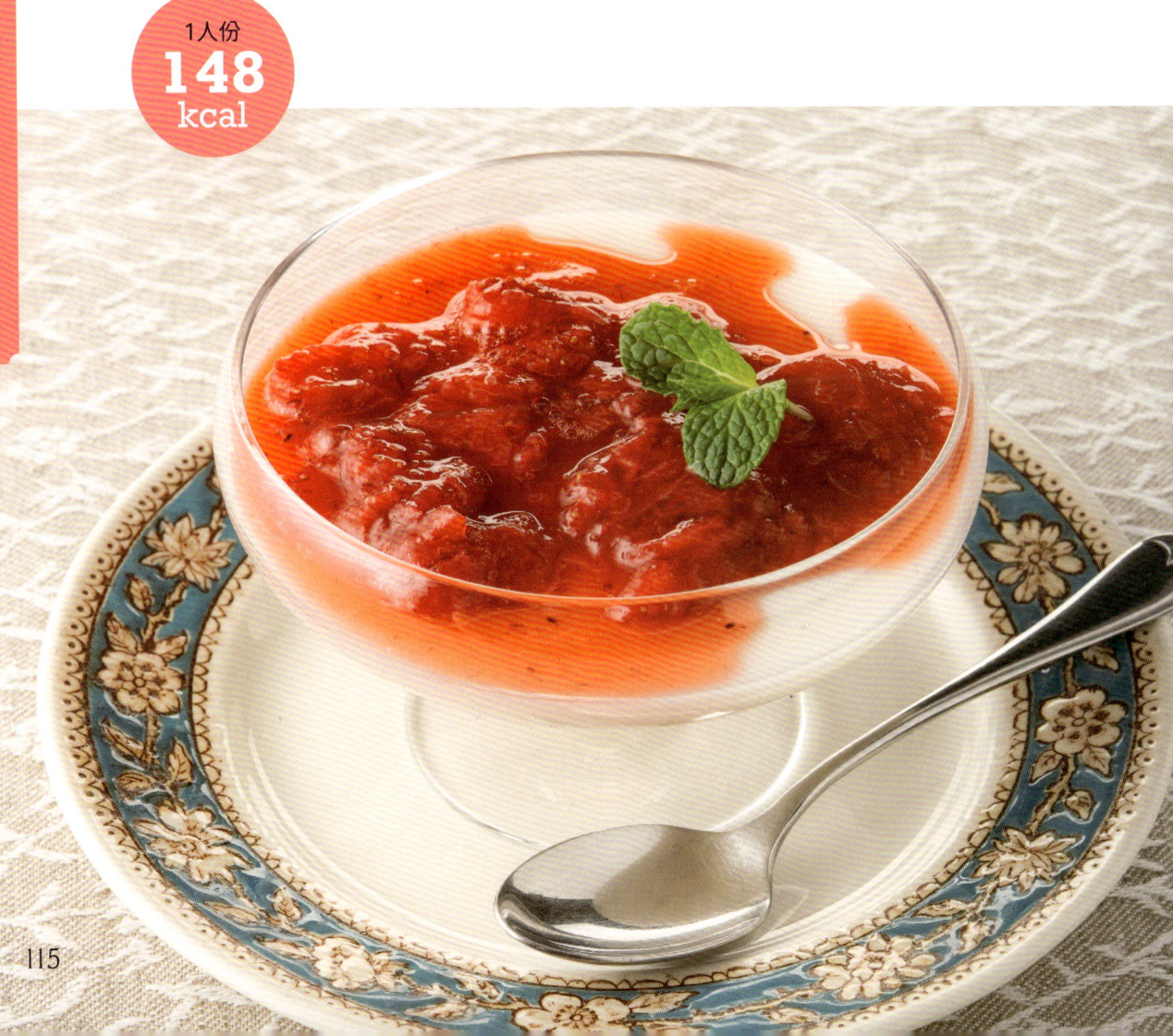

1人份
148 kcal

Part 3 簡單又美味!「可輕鬆實踐的食譜」

115

冰鎮也好吃

芝麻糊湯圓

材料（2人份）

在來米粉	30g
水	2大匙
黑芝麻醬	40g
砂糖	30～40g
熱開水	1/2杯
杏仁奶（無糖）	1杯
鹽	1撮

料理步驟

1. 首先製作小湯圓。將在來米粉放入缽中，一點一點加入食譜份量的水，搓揉攪拌至與耳垂相似的硬度(如果覺得水不夠可追加)。搓成比一口略小的圓球。

2. 將大量的水放入鍋中煮沸，將**1**煮至浮起後撈進冷水中。

3. 小鍋中加入黑芝麻醬與砂糖，一點一點加入熱水，混合至滑順。接著加入杏仁奶後開火，邊攪拌邊加熱。加入鹽，倒進容器，加入**2**即完成。

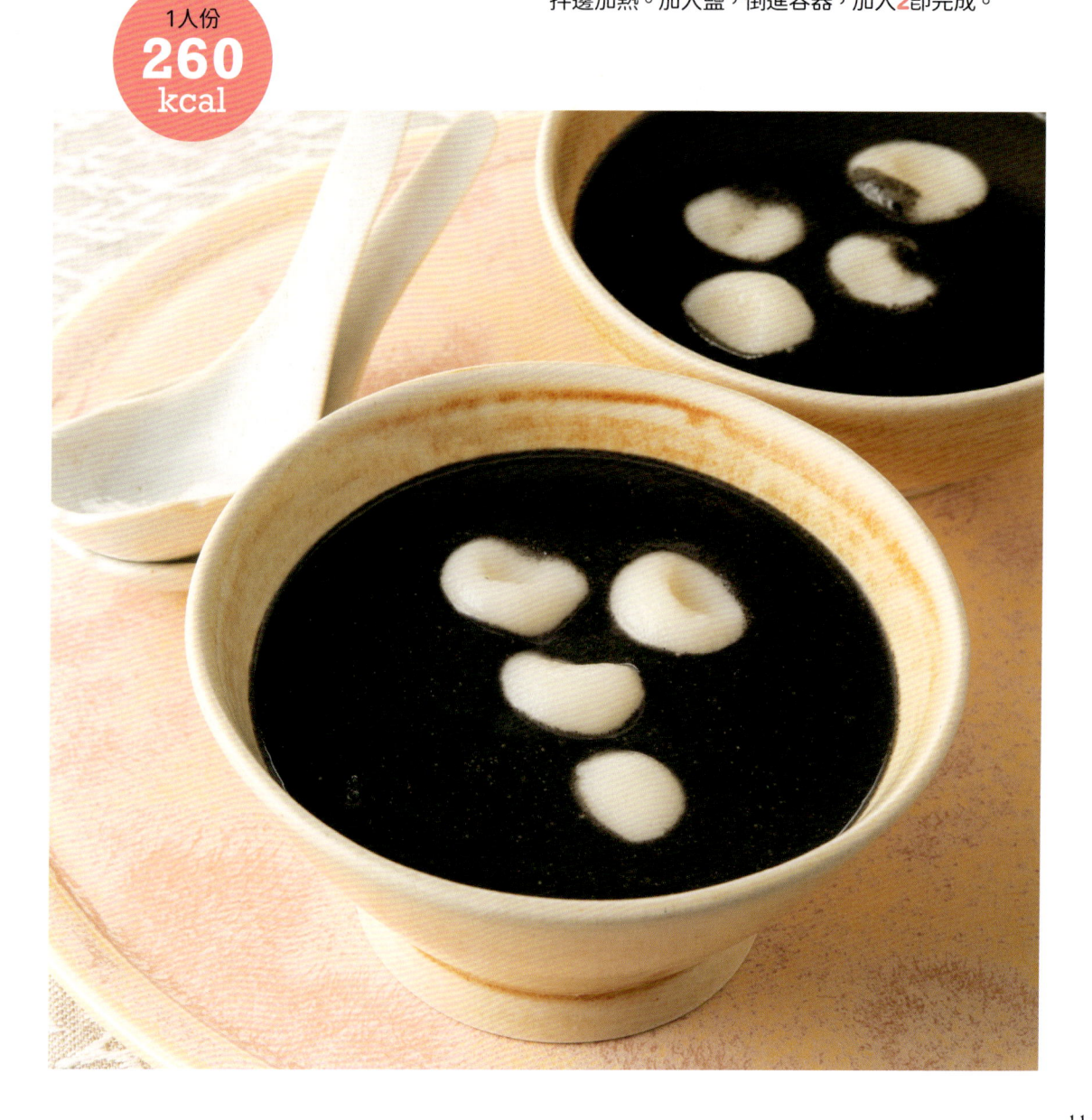

1人份
260 kcal

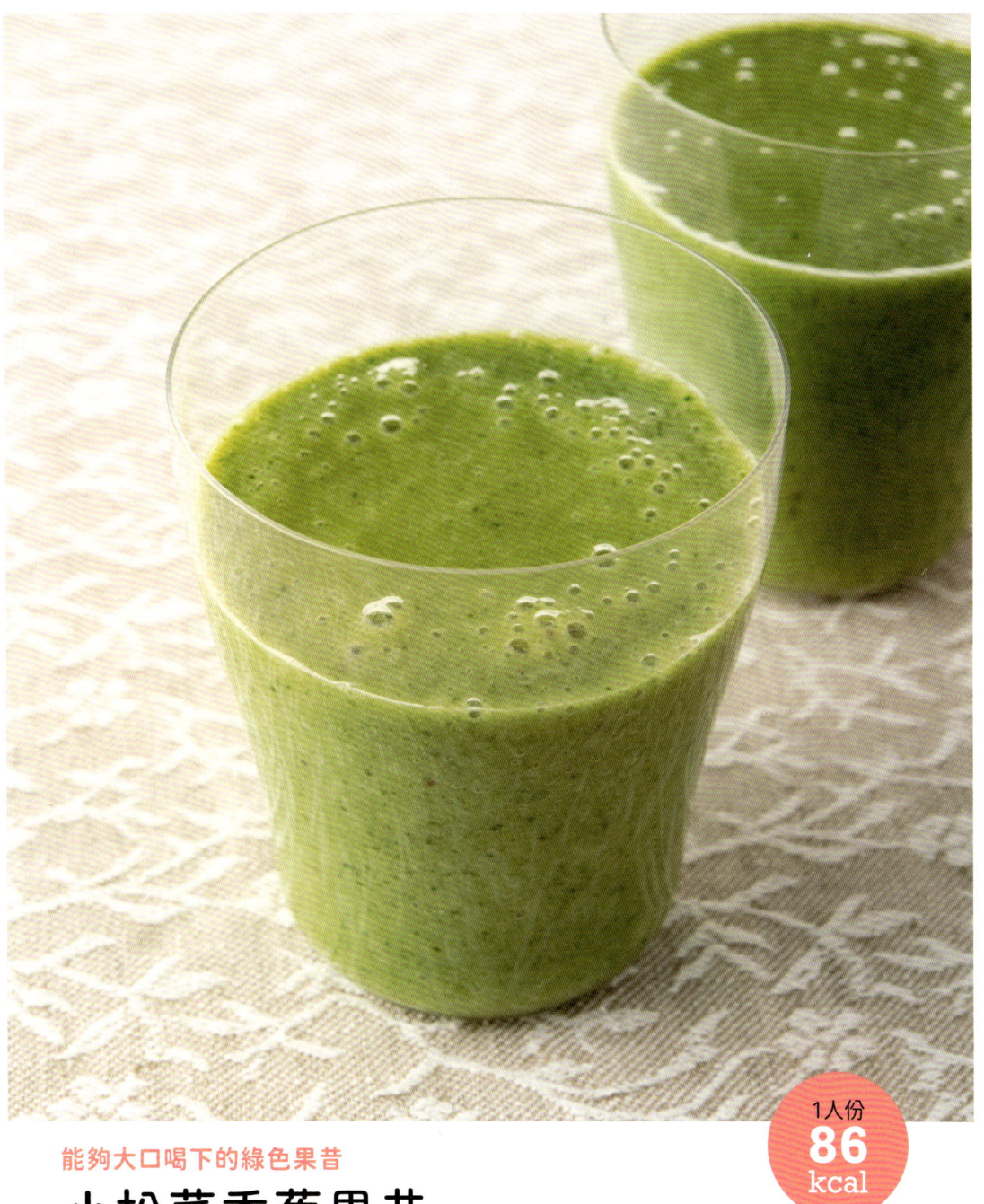

能夠大口喝下的綠色果昔

小松菜香蕉果昔

1人份
86 kcal

材料 （2 人份）

小松菜	3株
香蕉	1根
杏仁奶（無糖）	1杯
砂糖	2～3小匙
水	1/4杯

料理步驟

1. 小松菜隨意切段，香蕉切成一口大小。

2. 將**1**與杏仁奶、砂糖、水放入攪拌機，攪拌至順滑後倒入杯中。

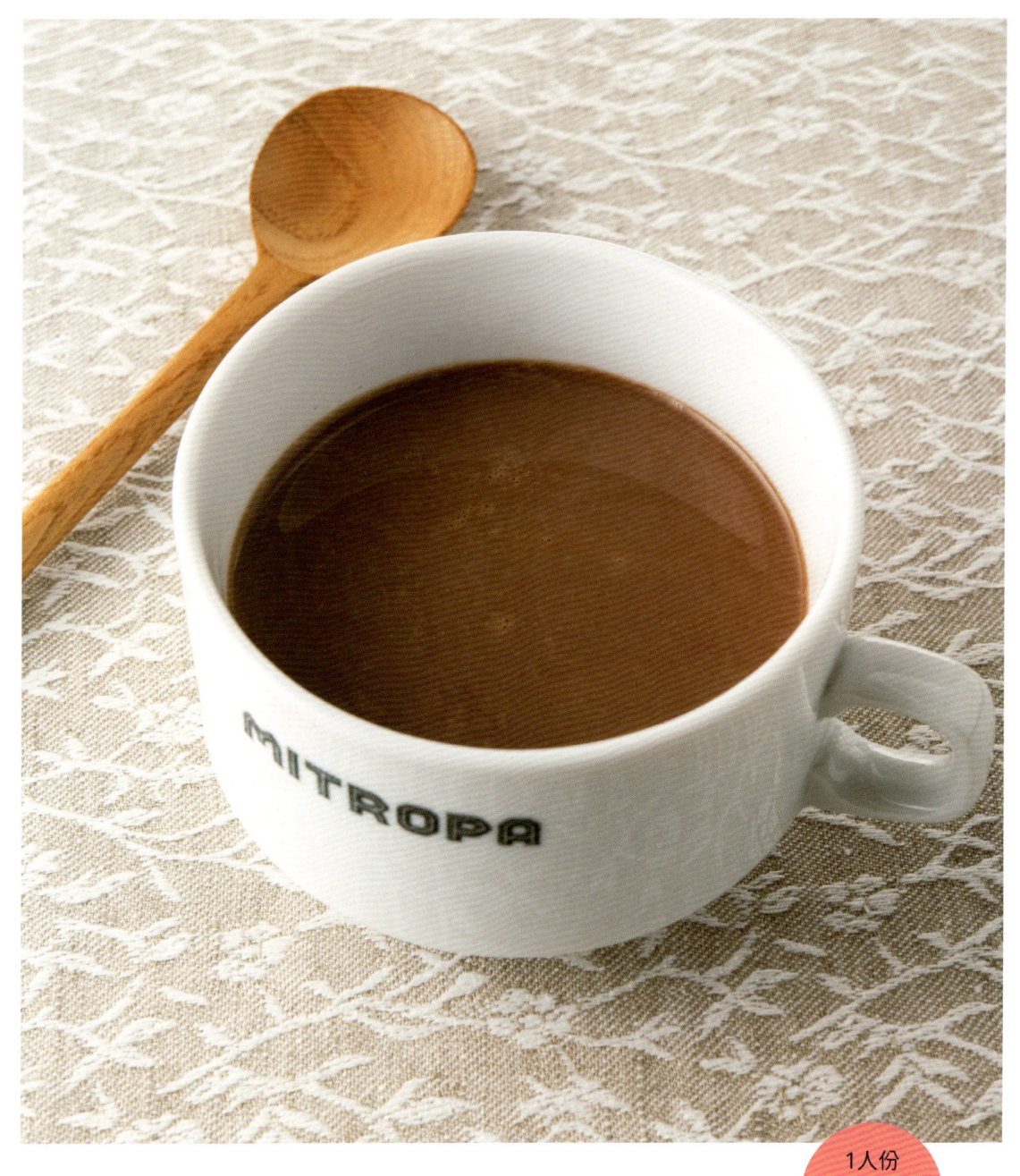

散發出療癒杏仁香氣的可可亞

可可杏仁奶

1人份 **84** kcal

材料（2人份）

可可粉（無糖）……………… 10g
砂糖 ………………………… 2大匙
水 …………………………… 4小匙
杏仁奶（無糖）……… 1又1/2杯

料理步驟

1. 將可可粉、砂糖和水放進小鍋中開小火，攪拌至滑順的糊狀。

2. 轉中火，一點一點加入杏仁奶，邊加熱邊攪拌。接近沸騰時關火，倒入杯中。

低腹敏飲食法
實踐前&實踐中的注意事項

●實踐低腹敏飲食法之前，需要注意些什麼？

腹瀉、便秘、腹痛、腹脹等腸胃不適的背後，也可能隱藏著克隆氏症、潰瘍性大腸炎、大腸癌等疾病。開始低腹敏飲食法之前，建議先去醫院接受檢查，排除罹患這些疾病的可能性。尤其若符合右側檢查清單的任何一個項目，請務必接受檢查。此外，腹痛未必全是腸道引起。若腹部有不適或異樣感，除了檢查腸胃之外，也請接受腹部超音波或斷層掃描等檢查，以確定是否罹患了胰臟、膽囊或肝臟的疾病。

> 只要符合任何一項，請去醫院接受檢查！

- ☐ 55歲以上
- ☐ 不明原因體重減輕（減輕了10%以上的體重）
- ☐ 貧血或便血
- ☐ 出現進行性的吞嚥困難（無法順利進食、吞嚥）
- ☐ 吞嚥時感到疼痛
- ☐ 慢性嘔吐
- ☐ 家族中有消化道癌症的病史
- ☐ 曾罹患消化性潰瘍
- ☐ 腹部有腫塊
- ☐ 正在服用止痛藥、頭痛藥、感冒藥或血液稀釋劑
- ☐ 淋巴結腫大
- ☐ 感染幽門螺旋桿菌

●排除期吃了高FODMAP食物怎麼辦？

即使在排除期不小心吃了高FODMAP食物，症狀也會在幾天內緩解。千萬不要心急，保持放鬆的狀態，例如「溫暖腹部」、「泡溫水澡」以及「睡眠充足」等，等待症狀過去。

●持續低腹敏飲食卻沒有出現效果？

首先請確認實踐的方法是否正確。特別是洋蔥、大蒜、麵粉等，即使量少也容易影響效果的食材，請檢查是否確實排除。此外，鍛鍊腹肌培養腹部周圍的肌力，將更容易出現效果。

結語

這是一本應許多患者「希望有專門食譜書」的要求而製作的，劃時代的低腹敏飲食法食譜書。

最後補充說明幾點——

第一，並非所有的高FODMAP食物都不能吃。

有些人雖然不適合吃麵包（聚果糖），卻能吃蘋果（果糖、多元醇）。甚至還有醫師誤以為所謂的低腹敏飲食法，就是終生排除高FODMAP食物，因此必須注意。

不同於食物過敏，只要仔細分析自己的腸道不適合哪種FODMAP成分，即使是高FODMAP食物也多半能夠少量食用。換句話說就是能夠**自行調整**。

就這點而言，高FODMAP食物與吃了會喘不過氣導致呼吸困難、血壓降低、全身出現蕁麻疹等，造成過敏性休克的「引發食物過敏的食物」截然不同（但乳糜瀉患者必須完全排除麩質）。

第二，關於「高FODMAP」和「低FODMAP」的分類，某些大學之間可能存

在不同的見解。

舉例來說，澳洲的蒙納許大學將西洋芹歸類為高FODMAP食物，美國的史丹佛大學則將其歸類為低FODMAP食物（正確分類應是高FODMAP食物）。之所以會有這種見解上的差異，是因為食材產地與種類不同的關係。這種差異在日後想必也不會完全一致吧！

至於水果方面，也有因為品質改良而變得太甜（果糖變多）的水果。並非所有食物的FODMAP成分都已完成分析。

不過，**到底能不能吃，最終仍取決於你的腸道**。吃了之後請務必進行「傾腸」，仔細聆聽自己的腸道所發出的訊息。

第三，本書的食譜都可實際製作。

食譜如果無法實際製作就沒有意義。若是製作困難，或是嚴格地排除所有高FODMAP食品，就難以成為實際品嘗的料理。本書食譜製作的不是實驗室中的「試劑」，而是「美味又愉快的料理」。

醫學總是不斷地在更新。本書所整理的是現階段已知的醫學知識。未來必會有更多發現，但如果等待所有的答案揭曉，將無法拯救活在當前的人。

現在眼前正面臨困擾的患者，他們的人生中還有寶貴的青春、重要的事件（考試、戀愛、結婚、就業等），幫助他們刻不容緩。我抱持著想要及早拯救他們的心情製作這本書。

人生中有些事情只有現在能做。

我想要將這本書獻給無論如何努力都難以改善腸胃不適困擾，並因此而錯失人生中的許多機會，留下悔恨淚水的你。

過去的醫師都會建議腸胃不適的患者「應避免攝取過於刺激性的食物，多攝取牛蒡或蘆筍等富含膳食纖維的食物，吃些優格和蘋果」。

122

但是讀到最後的你想必已經知道，這樣的建議對於腸躁症或ＳＩＢＯ患者將造成反效果。

而包含潛在患者在內，以日本而言，有這類困擾的人估計多達一千七百萬。這確實是個嚴重的健康問題。

沒有任何一種飲食適合所有人的腸道。未來的時代，需要為每個人腸道量身訂做的飲食方法。

希望本書能成為一個契機，幫助你從不得不隨時注意腸道問題的日常生活中解放，找回人生當中理所當然的幸福，筆者在此停筆。

調整食譜也很實用！

低腹敏飲食法 OK&NG食物清單

這是在執行低腹敏飲食法時很實用的OK&NG食物清單。但有些食物即使OK，每天能吃的容許量也有限制，因此必須注意。而透過本清單也能得知食物中所含的FODMAP，可作為確認期（38頁）的參考指標。此外，吃了之後也請進行確認腸道狀態的「傾腸」，找出不適合自己身體的醣類。

食物中所含的 FODMAP

- 半……發酵性寡糖中的半乳寡糖
- 聚……發酵性寡糖中的聚果糖
- 乳……發酵性雙醣中的乳糖
- 果……發酵性單糖中的果糖
- 多……發酵性多元醇
  （如山梨糖醇、甘露糖醇等）

穀類・其他加工食品

OK
- 白米
- 糙米
- 在來米粉（糯米粉）類
- 糯米、麻糬
- 蕎麥麵（100% 蕎麥製）
- 穀片（米、燕麥）
- 無麩質食品
- 墨西哥玉米餅
- 澱粉
- 玉米澱粉
- 燕麥片
- 玉米粉
- 越南河粉
- 米粉
- 蒟蒻麵
- 海藻麵 等

NG
- ✗ 大麥 半 聚
- ✗ 糯麥 半 聚
- ✗ 小麥 半 聚
- ✗ 裸麥 半 聚
- ✗ 麵包
  （大麥、小麥、裸麥）聚
- ✗ 拉麵（小麥）聚 果
- ✗ 義大利麵 聚
- ✗ 烏龍麵 聚
- ✗ 麵線 聚
- ✗ 北非小米（小麥）聚
- ✗ 披薩 聚
- ✗ 什錦燒 聚
- ✗ 章魚燒 聚
- ✗ 穀片（含大麥、小麥、寡糖、乾燥水果、蜂蜜的產品）聚 等

蔬菜・香草

OK
- 胡蘿蔔
- 番茄、小番茄
- 花椰菜
  （少於270g）聚
- 南瓜
- 菠菜
- 青江菜
  （少於115g）多
- 甜椒（少於75g）多
- 秋葵（少於72g）聚
- 扁豆
  （少於125g）多
- 高麗菜（少於100g）多
- 紫高麗菜
  （少於100g）多

124

- ○ 萵苣
- ○ 白菜 (少於 500g) 聚
- ○ 蕪菁 (少於 100g) 聚
- ○ 白蘿蔔 (少於 280g) 聚
- ○ 茄子 (少於 182g) 多
- ○ 小黃瓜
- ○ 櫛瓜 (少於 75g) 聚
- ○ 香菜 (少量)
- ○ 麻薏
- ○ 豆芽
- ○ 毛豆 (少於 210g) 聚
- ○ 竹筍
- ○ 蓮藕 (少於 150g) 半 果
- ○ 薑
- ○ 紫蘇葉 (少量)
- ○ 細葉香芹 (少量)
- ○ 辣椒 (少於 35g) 聚
- ○ 巴西利
- ○ 薄荷
- ○ 羅勒
- ○ 橄欖
- ○ 辣木　等

NG

- ✗ 蘆筍 聚 果
- ✗ 韭菜 多
- ✗ 荷蘭豆 半 聚 多
- ✗ 甜豆 果
- ✗ 洋蔥 半 聚
- ✗ 苦瓜 半
- ✗ 大蔥
- ✗ 白花椰 多
- ✗ 西洋芹 多
- ✗ 玉米 多
- ✗ 牛蒡 半
- ✗ 大蒜 聚　等

薯類・豆類・堅果類・海藻類・其他加工品

OK

- ○ 馬鈴薯
- ○ 山藥 (少於 300g) 聚
- ○ 杏仁 (10 顆以下) 半
- ○ 榛果 (10 顆以下) 半
- ○ 核桃
- ○ 花生
- ○ 栗子
- ○ 松子
- ○ 南瓜子
- ○ 板豆腐
- ○ 海帶芽 (少於 5g) 多
- ○ 燒海苔　等

NG

- ✗ 地瓜 多
- ✗ 小芋頭 (芋頭) 半
- ✗ 菊芋
- ✗ 黃豆 半 聚
- ✗ 鷹嘴豆 半
- ✗ 紅豆 半 聚
- ✗ 紅豆餡 半
- ✗ 腰果 半 聚
- ✗ 開心果 半 聚
- ✗ 香菇 多
- ✗ 金針菇 多
- ✗ 蘑菇 聚 多
- ✗ 韓式泡菜 聚
- ✗ 納豆 半
- ✗ 梅乾 (加蜂蜜) 果
- ✗ 蕗蕎 半 聚
- ✗ 嫩豆腐 半 聚
- ✗ 豆漿 (黃豆製) 半　等

肉・魚・蛋・香料

OK

- ○ 培根
- ○ 火腿
- ○ 豬肉
- ○ 牛肉 (瘦肉)
- ○ 雞肉
- ○ 火雞
- ○ 羊肉
- ○ 海鮮
- ○ 雞蛋
- ○ 咖哩粉
- ○ 胡椒
- ○ 辣椒粉
- ○ 辣椒 (粉末)　等

NG
- ✗ 香腸
  （加工肉品多半含有洋蔥、大蒜、聚果糖等）聚
- ✗ 山葵（泥）半 多 等

調味料・其他

OK
- ○ 鹽
- ○ 砂糖（蔗糖）
- ○ 味噌（少於75g）聚
- ○ 醬油
- ○ 醋
- ○ 橙醋醬油（少量）
- ○ 美乃滋
- ○ 橄欖油
- ○ 芝麻油
- ○ 辣油（少量）
- ○ 罐裝番茄
- ○ 可可亞
- ○ 椰子油
- ○ 楓糖漿
- ○ 魚醬
- ○ 芥花油
- ○ 伍斯特醬（少於105g）半 多
- ○ 蠔油
- ○ 芥末
- ○ 花生醬
- ○ 聚葡萄糖
- ○ 蔗糖素
- ○ 莎莎醬
- ○ 番紅花
- ○ 紅椒粉　等

NG
- ✗ 味醂 多
- ✗ 蜂蜜 果
- ✗ 寡糖 半 聚
- ✗ 玉米糖漿（果糖葡萄糖液糖）聚
- ✗ 山梨糖醇、木糖醇等甘味劑 多
- ✗ 蘋果醬 果
- ✗ 番茄醬 聚
- ✗ 咖哩塊（含麵粉的）半 聚
- ✗ 西式燉肉醬（含麵粉的）半 聚
- ✗ 巴薩米克醋 果　等

水果・水果加工品

OK
- ○ 香蕉（1根以內）聚
- ○ 草莓
- ○ 葡萄
- ○ 奇異果（少於286g）聚
- ○ 柳橙
- ○ 橘子
- ○ 金桔
- ○ 檸檬（少於187g）聚
- ○ 萊姆
- ○ 鳳梨（少於200g）聚
- ○ 藍莓（少於50g）聚
- ○ 木瓜
- ○ 椰子　等

NG
- ✗ 蘋果 果 多
- ✗ 桃子 聚 多
- ✗ 西瓜 聚 果 多
- ✗ 梨子 果 多
- ✗ 葡萄柚 聚
- ✗ 哈密瓜 聚
- ✗ 酪梨 多
- ✗ 柿子 聚
- ✗ 西洋梨 果 多
- ✗ 櫻桃 果 多
- ✗ 石榴 聚
- ✗ 黑莓 多
- ✗ 荔枝 多
- ✗ 無花果 果
- ✗ 芭樂 果
- ✗ 李子 聚 多
- ✗ 芒果 果
- ✗ 杏桃乾 聚 多
- ✗ 葡萄乾 聚
- ✗ 黑棗乾 聚 多　等

乳製品等

OK
- 奶油
- 乳瑪琳（不含牛奶的產品）
- 杏仁奶
- 不含乳糖的乳製品
- 卡門貝爾起司
- 切達起司
- 莫札瑞拉起司
- 帕馬森起司
- 酥油　等

NG
- ✗ 牛奶 乳
- ✗ 鮮奶油 乳
- ✗ 所有含乳糖的乳製品 乳
- ✗ 優格 乳
- ✗ 冰淇淋 乳
- ✗ 所有奶油製品 乳
- ✗ 拉西優格 乳
- ✗ 乳清起司 乳
- ✗ 加工起司 乳
- ✗ 茅屋起司 乳
- ✗ 奶油起司 乳
- ✗ 布丁 乳
- ✗ 煉乳 乳
- ✗ 卡士達 乳　等

甜點類

OK
- 爆米花
- 煎餅
- 珍珠粉圓（白色、無糖）
- 洋芋片（少量）　等

NG
- ✗ 蛋糕（草莓蛋糕）聚
- ✗ 鬆餅 聚
- ✗ 常溫甜點 聚
- ✗ 牛奶巧克力 乳　等

飲料・酒精類

OK
- 水、礦泉水
- 綠茶
- 咖啡（無糖）
- 紅茶（無糖、少於250mℓ）聚
- 南非國寶茶
- 可可亞（無糖）
- 檸檬水（無糖）
- 蔓越莓汁
- 啤酒
- 威士忌
- 伏特加
- 琴酒
- 不甜的紅酒
- 不甜的氣泡酒
- 日本清酒　等

NG
- ✗ 烏龍茶 聚
- ✗ 花草茶 聚
- ✗ 昆布茶 聚
- ✗ 果汁 果
- ✗ 麥芽咖啡 聚
- ✗ 印度拉茶 聚
- ✗ 多種維他命果汁 果
- ✗ 能量飲料 果
- ✗ 波特酒 果
- ✗ 蘭姆酒 果
- ✗ 雪莉酒 果　等

※江田証根據Monash University等地資料製作（禁止擅自轉載）

革命性腸道
食療全書

日本腸胃科醫師親授 用低腹敏飲食法 × 68道簡易食譜，
遠離腸躁、便秘、腹瀉或胃食道逆流

作者 江田証
譯者 林詠純
主編 王靖婷
責任編輯 孫珍
封面設計 徐薇涵 Libao Shiu
排版設計 徐昱

發行人 何飛鵬
PCH集團生活旅遊事業總經理暨社長 李淑霞
總編輯 汪雨菁
行銷企畫經理 呂妙君
行銷企劃主任 許立心

出版公司
墨刻出版股份有限公司
地址：115台北市南港區昆陽街16號7樓
電話：886-2-2500-7008／傳真：886-2-2500-7796／
E-mail：mook_service@hmg.com.tw

發行公司
英屬蓋曼群島商家庭傳媒股份有限公司城邦分公司
城邦讀書花園：www.cite.com.tw
劃撥：19863813／戶名：書虫股份有限公司
香港發行城邦（香港）出版集團有限公司
地址：香港九龍土瓜灣土瓜灣道86號順聯工業大廈6樓A室
電話：852-2508-6231／傳真：852-2578-9337／
E-mail：hkcite@biznetvigator.com
城邦（馬新）出版集團 Cite (M) Sdn Bhd
地址：41, Jalan Radin Anum, Bandar Baru Sri Petaling, 57000 Kuala Lumpur, Malaysia.
電話：(603)90563833／傳真：(603)90576622／
E-mail：services@cite.my

製版・印刷 漾格科技股份有限公司
ISBN 978-626-398-205-5・978-626-398-204-8（EPUB）
城邦書號 KJ2116 **初版** 2025年5月
定價 420元
MOOK官網 www.mook.com.tw
Facebook粉絲團
MOOK墨刻出版 www.facebook.com/travelmook
版權所有・翻印必究

Original Japanese title: CHO WO RESET SURU KANTAN RECIPE
© 2020 Akashi Eda
Original Japanese edition published by Gentosha Inc.
Traditional Chinese translation rights arranged with Gentosha Inc.
through The English Agency (Japan) Ltd. and AMANN CO., LTD.

國家圖書館出版品預行編目資料

革命性腸道食療全書：日本腸胃科醫師親授,用低腹敏飲食法x68道簡易食譜,遠離腸躁、便秘、腹瀉或胃食道逆流 / 江田証作 ; 林詠純譯. -- 初版. -- 臺北市：墨刻出版股份有限公司：英屬蓋曼群島商家庭傳媒股份有限公司城邦分公司發行, 2025.05
128面；18.2×25.7公分. -- (SASUGAS；KJ2116)
譯自：腸をリセットする簡単レシピ
ISBN 978-626-398-205-5(平裝)
1.CST: 胃腸疾病 2.CST: 健康飲食 3.CST: 食譜
415.5   114003926